视力表

Eye Chart

文化与艺术的另类阅读

[美]威廉·杰尔马诺 著
William Germano
刘 畅 译

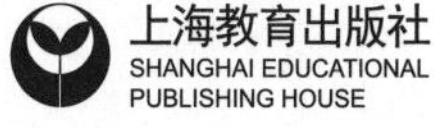
上海教育出版社
SHANGHAI EDUCATIONAL
PUBLISHING HOUSE

悦悦图书

成长，从阅读开始

显而易见，献给黛安（Diane）和

克里斯蒂安（Christian）

能看清吗?

——随时随地，眼科医生对病人说。

每个人都坚持自己与众不同的视错觉立场。

——沃尔特·本杰明（Walter Benjamin）

《单向街》（One-way Street）

目 录

能看清吗 001
观星读石 018
如何选择眼镜（约 1623 年） 035
永恒的记忆 060
十一行，九个字母 079
近距离阅读 108
自寻烦恼 127
视觉恐怖 142
视觉相关的诗 161
视 错 觉 177
最后一行 204

鸣 谢 215
索 引 218

能看清吗?

1885年5月13日上午10点整，俄亥俄州顺势疗法医学会（Homeopathic Medical Society of Ohio）宣布大会开幕。会议举办地点设在辛辛那提（Cincinnati）的普尔特医学院（Pulte Medical College）。不过，如今该医学院早已经停止了运营。 1

大会秘书海伦·瓦尔纳（Helen Varner）将会议记录的副标题定为《一次妙趣横生又让人收获颇丰的会议》。会议论文所阐释的主题包罗万象。有的论文画面感十足，其中一篇描述了新奥尔良市（New Orleans）尸体的处理方式；有的侧重于诊断分析，一位作者用"温柔的嗓音"宣讲了主题为臀位分娩的论文，听上去令人倍感愉悦；还有的则聚焦于近代科学出现以前的主题——行星相合在地球上引起风暴的可能性——因此便显得与大会主题格格不入。

与会者就火葬问题展开了辩论。这种做法符合基督教的教义吗？一位发言人在驳斥这一观点时口若悬河。如果不对尸体实施土葬，“耶稣或拉撒路（Lazarus）[1]如何复活？《哈姆雷特》就不会有墓地那场戏，《死亡随想》（*Thanatopsis*）[2]便无从谈起，痛不欲生的哀悼者便也不复存在。”

大会如火如荼地进行着。

2 “在大会即将结束之际，”瓦尔纳小姐继续写道，“眼视光学（Optometry and Ophthalmology）管理局提交了一份主题为眼科误诊范例的论文，作者菲利普斯博士（Dr. Philips）敦促同行关注鉴别诊断。在谢尔博士（Dr. Shell）宣读完主题为青光眼的论文后，麦克德莫特博士（Dr. McDermott）便向与会者推荐了一张视力表。我认为很多人会因为没有亲耳聆听到麦克德

---

1 拉撒路是《约翰福音》中记载的人物，他病危时没等到耶稣的救治就死了，但耶稣一口断定他将复活，四天后拉撒路果然从山洞里走出来，证明了耶稣的神迹。

2 该诗的作者是威廉·卡伦·布莱恩特（1794—1878），美国诗人和新闻记者。美国最早期的自然主义诗人之一。

莫特博士的宣讲而深感遗憾，因为这位绅士在调动现场观众情绪方面所具备的能力简直无人能及。”对于麦克德莫特博士的离世，我们或许至今仍然视为一桩憾事。仅仅是向观众发表一次推荐视力表的宣讲就可以让所有人听得如痴如醉，这样的人物绝对值得我们洗耳恭听。

1885 年的麦克德莫特博士向辛辛那提的现场观众展示了什么呢？也许是赫尔曼·斯内伦（Herman Snellen）的视标图（optotypes）吧。那是一张 1862 年在荷兰（Netherlands）设计的由字母组成的简单图表。很快这张图表就成为视力检测的金科玉律。

在长达一百五十年的时间里，人们一直都将这张图表视为设计最成功的视力检测表。既然 Snellen 视力表早已经变得司空见惯，我们也就不再称之为“斯内伦视标图”。在世人眼中，这张视力表似乎自始至终一直就在那里。

当时聆听麦克德莫特博士讲解的观众可能会把视力表一词视为一个全新的医学术语；《牛津英语词典》（*Oxford English Dictionary*）告诉我们，在英语中视

力表（eye chart）一词最早出现在瓦尔纳小姐所做的
会议记录里。自此这个名称便沿用下来。从乌得勒支
3 （Utrecht）到辛辛那提，再到整个英语世界的角角落
落，我们总会不断提及视力表。每当我们提到它，我
们几乎都是在谈论斯内伦的杰作，或者在谈论这一杰
作的某种版本。这张图表甚至已经不再具有医学特性。
视力表以前只不过是一种诊断工具的名称，如今却已
经成为流行文化的一部分，对平面设计和概念艺术等
领域都产生了影响。

Snellen 视力表强大而又神秘。我这一辈子就没离开过近视眼镜，所以我不得不三番五次跑到那份视力表前测视力。每个医生办公室的布局都迥然相异，所使用的 Snellen 视力表的版本也不尽相同，但整个检测流程却一直都没有丝毫差别。在一个装修现代但光线幽暗的环境里，大小不同的字母便赫然出现在眼前——这么多年后，这一过程俨然已经成为一种仪式。对我而言，那些大同小异的视力表简直已经与吸血鬼、幽灵之类的夜行生物别无二致。它们就只应该出现在光线昏暗的检查室里。因此，当视力表一下子成为平面

设计的范例时，我的内心便开始翻江倒海。第一次看到有人将 Snellen 视力表以丝印的方法印在 T 恤衫上时，刚开始我还觉得这种做法倒还挺有创意，但转念又一想，这怎么说也不是视力表该出现的地方啊。

我和斯内伦才不会抓住这一点不放。实际上，之所以再次提到视力表是因为我打算深入细致地对其做一番思考。斯内伦是个什么样的人？视力表出自何处？是如何发挥作用的？我们所熟悉的图形怎么就成了设计图标？说到这，据我所知，眼镜是中世纪的发明。那么人们从什么时候开始把眼镜和视力检测联系到一起的呢？

医学检查数不胜数，视力检查只不过是其中一项而已。医生、护士对我们身体的各个部位从里到外地详细检查后将检测结果告诉我们，说他们已经发现了好胆固醇的存在，向我们汇报骨密度的数字，或者说在某些出乎意料的部位出现了奇怪的阴影。绝大多数 4
的现代医疗检查都给人一种不得不被动接受的感觉。我们俯首帖耳、言听计从，身体将我们的秘密暴露无遗，甚至有些秘密就连我们自己可能都不愿意知晓。毋庸置疑，眼科检查也是一项要求患者绝对服从的医疗检查——“身体保持不动”“看我的左耳朵”“不要眨眼”。不过，涉及视力表的那部分眼科检查，却令人产生了一种摆脱医学权威控制的轻松感觉。就是在这项不常进行的检测中——从字面意义上说——你要做的只是识别字母而已。

视力表跟我们周围的很多东西别无二致，我们对它的感觉既熟悉又陌生。不到万不得已，我们可能根本就不会注意到它的存在。这一点不足为奇。你多久会去找眼科医生看病呢？一年一次吗？那么这就是你看到视力表的频率，就像圣诞装饰品或者复活节彩蛋一样。然而，视力表的不同之处在于，它不仅是一种可以看到的物品，也是一个可以研究的对象，而且它本身就是一个值得人们关注的对象。

既具有科学性又不具有科学性，既具有临床试验特色又具有象征意义，视力表将自己的多重特性展现在世人面前。与任何一种科学工具别无二致，视力表用一种人人都知晓的测量语言，将其测量结果准确无误地传达出来。尽管视力表展现在我们面前的是一些炫酷的字母，但它所发挥的作用却远不止于此。它不仅是一种检测工具，更像是一篇文章——总体上高深莫测，其中一部分可以断章取义，但最终却还是难以辨认。

我们如今所熟知的视力表是由荷兰一位二十八
岁的眼科医生制作而成。赫尔曼·斯内伦在乌得勒
支度过了自己大部分的职业生涯。他曾经在那里研 5
究眼科学，担任弗朗西斯库斯·唐德斯（Franciscus Donders）的助理，后者创立了荷兰眼科医院（Nederlandsch Gasthuis voor Ooglijders）。随后，斯内伦接任了唐德斯的院长之职。人们之所以会铭记斯内伦，既不是因为他日复一日地诊治病人，也不是因为他发表了数篇学术论文，而是因为他发明了一种检测视力的方法，而且该方法一经问世便立即广泛流行开来。斯内伦在这一点上与很多医学创新者大同小异。

尽管 Snellen 视力表在短时间内便声名鹊起，而且还在持续不断地发挥效用，但就其本身而言，视力表却并非一种前所未有的创意。斯内伦在 1862 年取得突破的二十五年前，用于检测视力的各种标准化印刷

品就已经问世。就在唐德斯和斯内伦潜心研究之际，爱德华·耶格尔（Eduard Jaeger）同时也在进行着视力检测方面的探索。奥地利的耶格尔和斯内伦属于同时代人，但有时他们也互为竞争对手。

斯内伦加上耶格尔：也许你会仅将视力表视为一张字母规则排列的图表，就张贴在那光线暗淡的检查室里，却忘记了那张上面写有文字的小卡片。“把它放在你的正常阅读距离之内。”眼科医生或许会如此下达指令，于是你便按照要求将那一小段文字读出来。在视力检测的过程中，那张卡片属于次要参考条件。其目的不是为了让你将上面的文字辨别出来，而是将其读出来。爱德华·耶格尔认为在整个检测过程中，读卡片这一步骤不可或缺。斯内伦精心设计了一种巧妙的方法用于远距离检测视力，而耶格尔则提供了一种近距离检测视力的工具。可能你对于耶格尔的贡献不以为意，毕竟这种检测手段似乎没有任何出彩之处，这也就难怪人们会熟视无睹。但如今你去检查视力时，
6 迎接你的却是由斯内伦和耶格尔共同创造出来的世界。他们二人都为系统分析和精准检测视力作出了自己的

贡献。

然而，时至今日为世人所知的却还是斯内伦的大名。这位设计出一整套符号标志的荷兰青年医生已经将当代世界与十九世纪中叶的眼科实践联系起来，而且在无意之间成为平面设计之父。纵观整个医学史，没有任何图形作品比 Snellen 视力表更容易辨认。

人们所熟知的视力表不是卡片就是投影，所有字母从上到下按照从大到小的顺序依次呈金字塔形排列。人们通常都把视力表视为一种诊断工具，利用这种工具可以准确无误地测量出一个人视力的好坏。对于那些眼科专业人士而言，比如专门负责检查的眼科医生或验光师，以及负责打磨镜片的配镜师，视力表所提供的校验数据都真实有效。跟所有科学手段毫无二致，视力表所提供的数据资料精准可信，可供不同的专业人士参考。

不过，从二十世纪中叶起，视力表便具备了自己的图形，并开始流行起来。它不再是人们每年一次去医生那里检查视力时才会看到的东西。相反，视力表似乎在一夜之间便开始随处可见——不但在广告和动

画片中可以看到它的身影，而且在T恤衫、明信片、
玩具乃至一些廉价的小玩意儿上也都能看到它的踪迹。
现代设计将Snellen视力表的图形创意充分发掘出来，
将其拆分解构重新组合，以达到幽默、劝诫、讽刺、
7 政治甚至是宗教等目的。对于医生而言，视力表是一
种诊断工具。对我们这些普通民众来说，它便不再是
斯内伦对字母的神秘布局，而是摇身一变，为其他想
要传情达意的图形提供了参考。

罗兰·巴特（Roland Barthes）[3]在他晚期所撰写的《投影描绘器》（*Camera Lucida*）一文中描述道，“摄影是两个截然不同的过程的交集”，即化学过程和光学过程。各种显影材料之间发生化学反应后，当银粒黏附在冲片罐中的显影纸上时，在安全灯的照射下，图像便会显现出来。在生理过程和心理过程的综合作用下，可视世界中某个物体的图像就能够到达虹膜、视网膜，进而传送给大脑。

---

3 罗兰·巴特(1915—1980)，法国作家、思想家、社会学家、社会评论家和文学评论家。

视力检测跟摄影别无二致，同样也是发生在两个截然不同的过程的交叉点。正如 Snellen 视力表和耶格尔的阅读卡片所展现出来的那样，这两个过程都与阅读形式有关：是远观还是近瞧，是辨别字母还是阅读文本，是辨认符号还是浏览原稿。这两方面因素结合在一起后，便共同打造出来一种更加富于弹性的“视力表”的理念——斯内伦的字母布局读起来朗朗上口，而耶格尔的文本示例则更加低调澹然。

视力表：《牛津英语词典》收录了很多与眼睛（eye）有关的合成词，而视力表只不过是其中之一。任谁都可以列出来一长串这样的合成词。如果你的身影出现在别人的瞳孔中时，你怎么叫这个影子呢？答案是瞳影（eye baby）。如何用一个词概括那种纯粹基于事物外表、毫无根据的乐观主义呢？答案是镜花水月（eye hope）。“Eye-mindedness”一词经常用来指视觉记忆。“Eye-set”用来形容一个人值得信赖。“Eye-pearl”这个词的后半部分虽然是珍珠（pearl），但却跟珍珠没有半点关系。要是你的眼睛里长了这个东西，你便无法看清楚物体，因为这个词的意思是“白内障”。

8 出人意料的是，“eye-seed”这个词真的是指一种种子。只不过当初人们认为将一颗这样的种子放在眼睛里，就可以发挥交感巫术（sympathetic magic）[4]的作用，并将人体内的异物清除干净。

不管视力表到底是用于医疗诊断还是嬉戏玩笑，不管它是诊所里的公共财产还是归私人所有，我们都可以既将其视为一个物体，也可以将其视为一种句法排列模式。这种排列方式意味着，就视力表的发展沿革而言，我们可以将其看作是一种诊断工具，同时也是一种流行信息的传递形式。或许我们还有很多事情可以做。例如，具有清晰层次结构和明确性能阈值的视力表是如何吸引我们去思考其测量标准和惯例，研究其既容易辨认却又难以辨别的形式，甚至去忖量它所涉及的法线的概念？

精确的视力检测与其他现代活动有着共同的目标——扫盲行动的不断扩大，望远镜的发明，现代军

---

4 交感巫术就是通过曾为某人接触过的物体而对其本人施加影响，也就是通过某种神秘的感应，就可以使物体不受时空限制而相互作用。比如扎草人等。

队的发展，现代广告行业的宏图壮志以及日常生活中的诗词歌赋——所有这些都与视力检测以及不可或缺的视力表休戚相关。对于人类而言，知晓在自己周围谁的视力最佳一直都非常重要。因此，在具有探索精神的早期现代世界里，在科技高度发展的十九世纪，实现精准视力检测的目标已经成为我们口中的视力健康工程的一部分。

该工程隶属于光学范畴。视力表以一种似乎在捉弄我们的方式发挥了自己的作用——它采用了一些我们可以轻易看到的物体、单词、字母等诸如此类的东西，却让这些东西变得难以辨认。视力表上的数字可能是精确的，但其结构却具有模糊性。

对于舞蹈或语法而言，形式显得至关重要；对视 9
力表而言，形式的重要性也同样不言而喻。例如，标准的 Snellen 视力表一共有十一行。并非所有人都能将这十一行字母辨认得一清二楚，就算有些人能做到这一点，却也都不属于所谓的平均值（有时候我们会用“正常值”这三个字）的范畴之内。通读整张视力表并不是重点。作为一种诊断工具，视力表完全依赖于一种不确定性，取决于边界的存在，即清晰和模糊之间的界限、一目了然与模棱两可之间的界限。视力表检测的重点便在于这一界限。

如何描述视力表的活力呢？精神分析批评家卡亚·西尔弗曼（Kaja Silverman）在不同背景下曾经使用过“视觉世界之开端”这一提法。视力表感觉就像是这一概念的变体。它是图形世界的一分子，原本用于诊断的目的，却成为我们视觉世界的开端。

对我们而言，眼睛的重要性不言而喻。它是我们的心灵之窗，是我们与外界联系的主要方式。就像保护心脏、脊背和内脏是我们一辈子的人工程一样，呵护双目也一般无二。我们会指着电脑抱怨眼睛疲劳；或者随着年龄的增长，视力不可避免地会下降。“Presbyopia”这个词只不过听起来像是长老会教派的成员（Presbyopian）所看到的一切，但它的意思却是老花眼。我们学习保护眼睛。我们了解到眼球形状的不规则，认识到近视和远视之间的差异，而这两个非常古老的术语听上去就好像可以轻而易举地将我们大家分成两类人一样。我们知道了散光是一种常见状况，

角膜的形状导致光线在视网膜上折射不当便是其形成
原因。我们了解视力障碍和各种形式的复杂的失明状 10
态——周边视觉（peripheral vision）丧失，黄斑变性（指视野中出现一个大洞），以及由于年龄、意外所导致的视力丧失或天生视力受损等不同方式。在我们所有感觉器官中，最令人叹为观止、最莫可名状的便是眼睛，但它却又一直都状况百出。不过，当你面对着视力表时，眼科医生将千言万语归结为一句话："能看清吗？"于是，你便开始一行一行地辨认，直到视觉世界一点点消失，眼前的图像也分解成了灰色的粉末。当那一刻到来时，医生便会要求你继续辨认下一行的字母，问题是那行字母你根本就看不清楚，于是医生做出诊断的时刻便到来了。

当然，视力表只不过是视力检查的一部分，或许根本就算不上是最重要的步骤。眼科医生在眼球内部所观察到的一切才会在真正给你带来难以接受的诊断结果。透视眼球内部——这是用医学手段检测眼球内部、揭示出所有秘密的一个步骤，至少可以将其检测结果告诉我们。各种现场检测手段都可以用来检测周边视力的范围，而眼压测量仪则用来测量房水的压力。还有一些方法既可以测量角膜的厚度和形状，也可以检查视网膜是否存在裂孔问题。我们若想要确定视神经的健康状况也有章可循。此外，我们还可以采用一些方法检测那些被称为“飞蚊”的幽灵般的碎屑，它们在眼球内部的液体里漂来漂去，像乌贼群一样穿过我们的视野。然而，若论神秘程度或魅力，这些诊断
11 方法都无法与悬挂在检查室另一端的视力表相提并论。这是因为在整个检查过程中，朗读视力表内容这一步骤，与其他方法相比显得如此与众不同，如此格格不入。这一方法既有些老派传统，又需要被检测人的亲身参与。

斯内伦于1908年逝世，享年73岁。在他离世前的十年里，每张视力表的右下角都印有他的肖像，看上去就好像是他的亲笔签名一样。

事实就是如此。

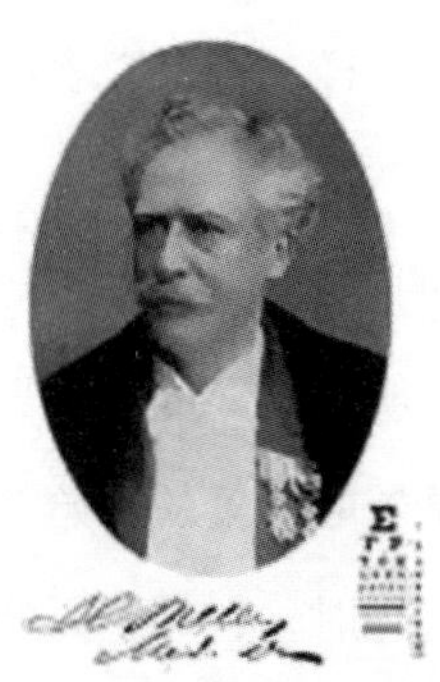

画像 1.1　赫尔曼·斯内伦的肖像画

观星读石

13 在光学仪器出现的很久以前，人们就已经开始运用光学检测手段。同样，在视力表出现以前，眼镜就已经问世。

根据犹太人的传统，新的一天始于傍晚，于是黄昏便成为今天与明天之间的重要界限。尽管傍晚时分光线昏暗，却是新的一天的开始。当人们能够看到夜空中的那两颗星星时，新的一天便正式到来了。如今由于光污染的存在，世人正在竭尽所能地将夜空屏蔽在我们的视线之外，因此并非所有人都能轻而易举地看到那两颗星星。生活在工业革命之前的那些沙漠游牧民族可能错过了工业化的现代社会，但他们所占据的一些优势在现今的我们看来却只有望洋兴叹的份儿——夜空如此明朗清晰。人们在视觉的历史上已经达成了一项共识：如果想要知道一个人是否目光如炬，完全可以在阿拉伯沙漠（Arabian Desert）的夜空万里无云的情况下（沙漠未必一定是阿拉伯沙漠，但夜空却一定要万里无云），根据他找到那两颗星星的速度快慢做出判断。这种说法是真的吗？事实的确如此。光学检测的历史将精确性与神话传说完美地结合在一起。即便在今天，那些业余观星人仍然可以通过辨别
这两颗星星或者找到一个明亮星云的朦胧外围或者指 14
出一个星座的每个组成部分来测试自己的眼力。仰望星空就可以检测出视力的好坏。

人类早期文明就拥有简单的放大工具。古斯堪的纳维亚人（Norseman）、罗马人，当然也包括在他们之前就已经出现的古埃及人早就已经开始充分发挥用于辅助阅读用途的水晶石的作用。将这种透明的水晶矿物打磨成半球状后，近视眼的抄写员就会小心翼翼地将其置于手稿上，当做放大镜来用。这样的放大镜完全可以发挥简易透镜的作用。他们当时一定非常小心谨慎，以免这半个水晶球接触到羊皮纸或纸莎草的表面。因为即使是一块打磨光滑的水晶石也可能会损坏一份吹弹可破的文件。英语中透镜（lens）这个词

来自拉丁语“lentil”，意思是“小扁豆”。下次当你用两根手指捏着一个小扁豆时，你会发现这种豆子看上去就像是两个连在一起的凸透镜。有一些透镜的历史可以追溯到遥远的古代，其中最古老的莫过于所谓的尼姆鲁德透镜（Nimrud Lens），如今保存在大英博物馆里。这块透镜是新亚述人在 3000 年前磨制出来的石英圆盘，或称无色水晶，直径大约为 1.5 英寸（约 3.8 厘米）。大英博物馆将其描述为“几乎没有实际用途”的光学透镜，但这并没有消除人们的猜测，即为了观察世界或观察宇宙，亚述人使用包括这块透镜在内的辅助工具，结果所观察到的细节要比人类肉眼所能看到的更为详尽。

对于孩子们而言，接触到光学的第一课便是利用透镜聚焦太阳光。这也是透镜最古老的一种用途。人们可能会利用尼姆鲁德透镜点燃火种，不过等到阿里斯托芬（Aristophanes）在公元五世纪的雅典创作喜剧时，利用透镜汇聚阳光的日常操作突然就成了一种情
15 节设计的方法。在《云》（*The Clouds*）这部作品中，
我们从苏格拉底本人那里听到了利用透镜烧东西的事

情。一个名叫斯瑞西阿得斯（Strepsiades）的人物负债累累，他希望苏格拉底能在辩论技巧方面对他的儿子做一番培训，这样他们就能赢得一场诉讼。不过，也许还有另一种方法：

斯瑞西阿得斯　哦，苏格拉底，我找到了个高招！我找到了！承认吧，这招太妙了！

苏格拉底　那你先说说看。

斯瑞西阿得斯　嗯，你有没有注意到药房里卖的那种漂亮的石头？就是看上去像是透明的玻璃却可以让东西烧起来的那种石头？

苏格拉底　你是说放大镜？

斯瑞西阿得斯　没错，就是那东西。好吧，假设我手里拿着一个放大镜，等到法庭秘书做案件记录时，我就远远地站着，只要阳光从我身后照过来，我就可以把指控我的每一个字全都烤焦掉。

苏格拉底　老天啊，这招真高明！

这个计划可真邪恶——只要找到合适的角度，透镜就可以将太阳的光线聚焦在记录法庭指控的蜡板（wax tablet）[5]上。斯瑞西阿得斯最后并没有使用这一方法，但我们却可以从这番对话中了解到当时雅典的药剂师就已经知道如何利用透镜来制造热源，至少在晴天时可以采用这一方法。

了解到苏格拉底和斯瑞西阿得斯谈论透镜的这一用途后，我打心眼儿里感到高兴——像我们这种书呆子类型的人会认为这是在技术上取得的一项伟大成就——使用透镜不是为了辅助阅读或看得更加清晰，而是为了故弄玄虚。其实也不是简单地故弄玄虚，而且是通过融化蜡板上的文本，将文字逐一彻底清除干

5　在古罗马时期，罗马人记录文字除了用卷轴外，还会用蜡板，顾名思义，就是涂有蜡的木板。书写时，写字的人使用象牙或者金属的雕刻针笔硬尖的一头在木板平面上刻划，扁平的一面用于修改笔误，并再抹出新的平面。

净而达到瞒天过海的目的。（一位研究楔形文字的朋友指出，在涉及古代世界的研究中，专业方面的竞争 16
长期存在。跟亚述人相比，希腊人创作的文学作品更胜一筹，但几次火灾过后，再加上时间的洗涤，希腊人的原版作品已经所剩无几，留存于世的只剩下些副本，而有时这些副本还错误百出。而与此同时，亚述人虽然并没有传世的伟大悲剧作品，但却给我们留下了作品原件。尽管大火可以将易燃的纸莎草纸或上等犊皮纸付之一炬，也可以将蜡板彻底融化，但聪明的亚述人却将这些作品原件刻在黏土板[6]上，即便经历了一次又一次大火的洗礼却依然保存至今。）

古人还有一种放大图像的方法，该方法不太可能融化文件或将一份文件点燃。在基督教时代初期，罗马哲学家塞涅卡（Seneca）[7]提到了一种放大文字的方

---

6 古代的亚述人把文字刻在黏土板上，再把黏土板放在火上烧制成书，由于泥板不能装订，故书都是散开的，像泥瓦一样。

7 塞涅卡（约前4—65），古罗马政治家、斯多葛派哲学家、悲剧作家、雄辩家。一生著作颇丰，现存哲学著作录于《道德书简》和《自然问题》中。

法。将一个透明的容器装满水后，放在观察者和研究对象之间。下次当你在一家环境优雅的餐馆里用餐时，如果碰巧餐桌上摆放着蜡烛，你可以透过装满水的玻璃杯观察蜡烛的火苗。你会注意到烛光变得更亮。你还可以把玻璃杯举到账单前，看看服务费是否也包括在内。

开发一种检测视力好坏的方法听起来像是一个简单的渐进式目标，对每个可能需要矫正眼镜的人都大有裨益。在任何一个社会中，如果人们都认为视力可以得到矫正，那么这个社会便已经为提高识字率做好了准备。这样的社会也将使眼镜制造商受益，他们的工艺使他们能够生产出装饰性、实用性兼具的抛光玻璃镜片和水晶镜片。亮视点（LensCrafters）[8] 是当今闻
17 名全球的视觉产品制造商之一，他们将当代验光技术与最古老、最鲜为人知的石头打磨艺术联系到了一起。

生活在近代的人们已经找到了一些可以放大图像

---

8 亮视点（高登眼镜）是北美地区最大的眼镜零售连锁店，成立于1983年，总部位于美国俄亥俄州辛辛那提，现为全球第一的高端眼镜制造集团陆逊梯卡（Luxottica）集团旗下品牌。

的简单方法。在这个人人都可以购买隐形眼镜的时代，我们想当然地认为，在技术实现现代化之前，人们只是尽其所能地处理一些视力问题。我们能否知晓在过去的几个世纪里人们的视力到底有多好吗？大量证据表明——不论是从微缩模型和泥金装饰手抄本（illuminated manuscript）[9] 的精确程度而言，还是从大量为广大读者印刷的小字体书籍来看——早期现代社会人们的视力甚至比我们当下的视力还要好。我们很难对不同时期的感官能力做出比较，但在某些方面进行比较似乎还相对容易一些。例如，莎士比亚时代的听众比我们当代人的听力要好，对于这一点所有人都会深信不疑。跟现如今相比，耳朵在录音设备出现之前的时代里显得更加重要。在十九世纪，贝多芬和瓦格纳（Wagner）[10] 的听众必须更用心、更密切地关注那些

---

9 十三世纪的泥金装饰手抄本是手抄本的一种，其内容通常是关于宗教的，内文由精美的装饰来填充，例如经过装饰性处理的首字母和边框。

10 威廉·理查德·瓦格纳（1813—1883），德国作曲家，著名的古典音乐大师，是德国歌剧史上一位举足轻重的人物。

只能在现场才能听到的音乐，而且他们很少能到现场欣赏音乐。我们可以解释为什么我们的听力不太集中。我们用耳机和巨大的噪音让耳朵饱受折磨，我们还强迫自己的耳朵每天接收太多的声音信息，而且由于数字复制技术的应用，我们又太容易依赖于可以随时复原的理想声音状态。然而，所有这些证据都只能证明，即便我们借助助听器为听觉处理收集更多的感官数据，我们还是没有学会倾听。

视觉与此不同。在机械复制的时代，人们之所以看得不那么清楚，是因为有更多的东西可以看，或者是因为技术信息的混乱削弱了我们做出精确视觉辨
18 别的能力。当然这 论断很难得到证实。因为有些人的确表现出异乎寻常的视力和视觉技能。有的能工巧匠可以在针眼里雕刻出拿破仑的形象。你可以在卡尔弗城（Culver City）迷人而又奇特的侏罗纪科技博物馆（Museum of Jurassic Technology）里看到这样的作品——人们称之为微型模型。这家博物馆就像是一个现代的奇珍异品展览柜，给“欣赏”这个词增加了一层新义。然而，这种视觉奇迹是在显微镜时代创造出

来的，而显微镜是中世纪那些泥金装饰手抄本的制作者们无法企及的工具。没有了这些现代光学设备的辅助，中世纪手抄本作品就更加令人叹为观止。

中世纪和早期现代社会关于眼镜的各种论述多得惊人。其中甚至还有教皇写的一篇论述。根据伦敦验光师学院（London College of Optometrists）的记载，历史上曾出现过争夺首批眼镜使用权的斗争，并得出结论说，眼镜这种设备很可能是随着时间的推移而逐渐发展起来的。尽管古代和中世纪的人们使用辅助阅读的半个水晶球，但从手持放大镜到戴在鼻梁上的设备的转变才是向眼镜过渡的关键。十三世纪的占星大师罗吉尔·培根（Roger Bacon）[11] 只是与眼镜概念相关的众多中世纪人物之一，而其他所有证据都指向了十三世纪末或十四世纪初的意大利。现存最古老的眼镜画像出现在一幅壁画里，这幅壁画是由托马索·达·摩

11 罗吉尔·培根（约 1214—1293），英国具有唯物主义倾向的哲学家和自然科学家，著名的唯名论者，实验科学的前驱。具有广博的知识，素有“奇异博士”之称。曾以猛烈攻击神学家和信仰占星术和炼金术等异端罪名入狱十四年之久。

德纳（Tommaso da Modena）于1352年在威尼斯北部的特雷维索（Treviso）绘制而成的。

正如室内设计师普遍认为的那样，用书籍装饰房间会让房主看上去更加聪明睿智。文艺复兴时期的那些艺术家们在受人之托去用文字或影像记录贵族、学
19 者或成功商人的成就时就已经深刻领悟到了其中的含义，而《美丽家居》（*House Beautiful*）[12]杂志的问世则是很久以后的事了。即便艺术史是现实的理想化版本，却也总是一个寻找真实证据的好地方。当你在任何一家博物馆里东瞧西望时，都会在众多古代绘画大师的作品中发现，阅读是画中人物的主要活动方式。如果没有这本翻开的书，宗教主题将会显得乏善可陈，便无法与观众分享某些圣经时间，而就在这个阅读时刻，画作的主题便显得复杂而又精美。世俗肖像画也描绘了很多读者的形象，并通过对读物的描画为画中人物的身份增加了一些深度。这些读物包括往来信件、

12《美丽家居》是美国著名的室内装潢设计杂志，于1896年开始发行，总部设在纽约。该杂志主要提供室内装潢方案、构思、设计图、装潢购物指南等内容。

分类账簿、学术著作、乐谱等，充分展示了人物深刻的文学功底。将一位男士(画中人物几乎一直都是男性)与一堆他经常翻阅的书放在一起，就已经将其体贴入微、聪明睿智的一面显露无遗。如果再给这位男士戴上一副眼镜,就已经向世人宣告他有多么的刻苦用功。

像哲罗姆（Jerome）[13] 和安布罗斯（Ambrose）[14] 这样的圣人学者，可能都会在肖像画里与一副眼镜相伴，不是把眼镜戴在鼻梁上就放在书架上。一位成功的商人也是如此，他会坐在摆满了各种东西的桌边仔细端详一个金质砝码。

到了十五世纪，就开始有工匠磨制镜片，制作镜架，这样便可以把镜片固定在鼻梁上。由于当时没有

---

13 哲罗姆（Eusebius Sophronius Hieronymus 或 Jerome，约 342—420），古罗马基督教圣经学家，教父之一。生于特斯利同城（Stridon）。求学于罗马时，信基督教。公元 386 年后定居于伯利恒隐修院。通晓希伯来文与希腊文。他根据《圣经》的拉丁文旧译而编订新译本（其中一部分由他重译），称为“通俗拉丁文本圣经”。十六世纪中叶特兰托会议定为天主教会的拉丁文《圣经》法定本。

14 安波罗修（Sanctus Ambrosius 或 Ambrose，约 340—397），罗马公教（天主教）神职人员，任米兰主教，四世纪基督教著名的拉丁教父之一。

任何严格的标准可用来确定客户的视力好坏，在选择
镜片时只能反复试验，别无他法。然而，不管找到合
适的镜片有多难，眼镜仍然逐渐成为有用的、甚至是
20 珍贵的物品："从十五世纪中叶开始，眼镜在意大利
和其他地方的精英阶层中广泛流行开来。眼镜不仅可
以矫正视力，而且是馈赠佳品，成为身份和地位的象
征。"D. 格雷厄姆·伯内特（D. Graham Burnett）写道。
"此外，佛罗伦萨和米兰的镜片匠人在了解到不同客
户的需求后，将镜片的种类按照用户的年龄进行分类，
从而形成今天我们所理解的近视级别。"这些标准——
实际上是针对小众市场所形成的标准 是视力表测
试标准的萌芽。

除了肖像画外，我们在地理大发现时代的记录中几乎无法找到与眼镜有关的图像。哈特曼·舍德尔（Hartmann Schedel）所著的《纽伦堡纪事》（*Nuremberg Chronicle*，1493）中出现了一位戴眼镜的男子的早期形象，而麦哲伦手下的一名船员也简单描述了自己在婆罗洲（Borneo）附近与其偶然相遇的情景。当岛上的居民看到跨越半个地球来到这里的欧洲人随身携带

的东西时，他们叹为观止，久久难忘。据说当时欧洲
人带来的东西就是铁器和眼镜。（也许有这样一种可
能："eyeglasses"这个词可能是误译，可能本意指的
是"镜子"——对当地人而言，找到"eyeglasses"这
个词的对应翻译可没那么容易。）十六世纪，各种印
刷品大量发行，我们很难不将其与宗教改革（Reforma-
tion）[15]对白话的重视以及阅读辅助工具的发展联系到
一起。与十五世纪的生活相比，十六世纪晚期受过良
好教育的欧洲人能够接触到各种阅读材料，涉及多种
题材。广泛的阅读其实很容易做到，所需要的只是——
首先，你要能识文断字，熟知几种语言；其次，你要 21
准备充裕的资金以便购买你想要阅读的任何书籍；然
后，你要有一个可以存放这些书的图书馆；最后，再
备上一副眼镜，这样就算字体再小，你也可以畅读无
碍了。

十七世纪早期，人类在视觉的认知以及可以扩大

---

15 宗教改革，历史学名词，开始于欧洲十六世纪基督教自上而下的宗教改革运动，该运动奠定了新教基础，同时也瓦解了从罗马帝国颁布基督教为国家宗教以后由天主教会所主导的政教体系。

肉眼所见范围的工具的发展等两大领域取得了划时代的进步。约翰尼斯·开普勒（Johannes Kepler）在彻底改变我们对行星运动理解的间隙，利用光所进行的几个实验向我们阐明了一个重要的验光原理——视网膜图像的反转。伽利略紧随其后。

伽利略受到早期荷兰磨镜师傅的启发发明了望远镜，并研发出了一种高级设备可以直接观测夜空。由此，他发现了月球和太阳系的种种秘密，而同时也将人类所获得的崭新的视觉能力展示出来。十七世纪，一系列的发现和发明不断涌现在世人眼前，其中一些仅仅是通过展示肉眼可以做到超乎人们想象的事情便改变了我们对视觉的理解和认知。1610年，当伽利略的《星象信使》（*Sidereus Nuncius*）问世时，我们的眼睛就已经成为不容小觑的视觉器官——原本平淡无奇的眼睛早已经具备了举足轻重的超凡能力。

历史上最伟大的一次会面发生在1636年。当时二十八岁的诗人约翰·弥尔顿（John Milton）来到了意大利，见到了这位年迈的天文学家。弥尔顿不会忘记与伽利略的相遇。三十年后，当《失乐园》（*Paradise*

Lost）第一章出版时，这位当时已经双目失明的诗人提到了“托斯卡纳（Tuscan）艺术家”的“眼镜”。在第三章里，弥尔顿描述了撒旦降落在天堂边缘，撒旦所看到的景象比天文学家通过望远镜这种“光学玻璃管”所看到的任何东西都更加光彩夺目。对弥尔顿来说，即便镜片制作的技巧再娴熟，诗歌所刻画的场景也一定会更胜一筹；因此，在这场诗歌与望远镜的对决中，后者铩羽而归。

1674 年，弥尔顿与世长辞。大约也就是从那年开始，荷兰商人兼镜头制造商安东尼·范·列文虎克（Antonie Van Leeuwenhoek）陆续将自己的显微镜研究结果公诸于世，证实了单细胞生命的存在，验证了显微镜具有揭示周边（以及人体内）肉眼看不到的微小世界的能力。列文虎克做出了更进一步的发明和发现：就像他之前的伽利略一样，列文虎克重新定义了眼睛所具备的能力，从而让世人对眼睛有了全新的认识。有很多东西我们都能有所了解，但我们能看到的东西则可谓数不胜数，这就好像人们在肉眼中已经发现的那些我们仍然一无所知的肌肉一样。普通人的实际需要和天文学家们对天文学的雄心壮志出现了交集，他们都需要更精确的测量结果，需要更准确地了解到人眼视力的好坏。然而，人类还需要再等待一百五十多年才能对自己的视力实现精准检测。

如何选择眼镜（约 1623 年）

父亲的视力比我的好得多，他可以直接去药店购 23
买现成的眼镜。现代社会的大规模生产使具有不同度数的廉价眼镜实现标准化生产成为可能，而不同药店出售的眼镜也几乎一模一样。这种眼镜的质量并非上乘，但价格低廉，而且也符合标准，所以如果你不知道自己需要哪种，大可以多试几次，总有一款眼镜会满足你的需求。你可能会在商店里看到某种小视力表，就摆放在洗手液和无糖口香糖的中间。长期以来，我们曾使用过各种方法检测视力。这有一张视力表，还是 1927 年的版权，而那年正巧我父亲呱呱坠地。

我们戴着一副小眼镜，随着医生那根小木棍的指指点点寻找着 Snellen 视力表上的目标，直到能够看得一清二楚为止。镜片上会标有相应的数字，而那就是你需要佩戴的眼镜度数。

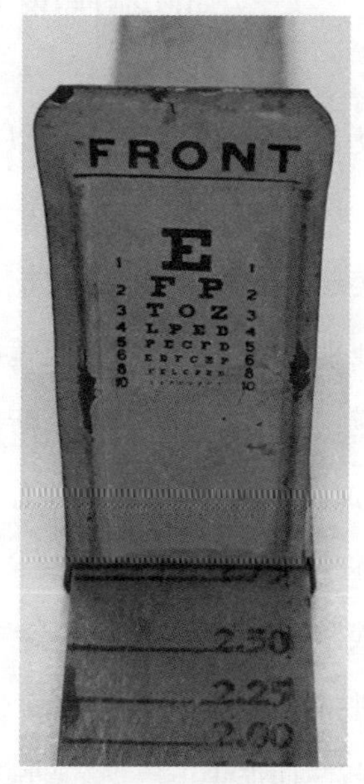

图 3.1　二十世纪二十年代的验光仪。

在十九世纪视力检测出现标准化革命之前，我们 24
多半都会尝试一些自己主观认定的上佳物品。出售各种各样家用电器的商店有很多，而在这些店铺门前却又都会出现脖子上挎着箱子的小商贩，箱子里则装满了各种眼镜。于是，我们便会选择那些似乎适合我们需求的眼镜。

视力表是十九世纪的发明。不过值得一提的是，早期的人们也曾经做出过精确检测视力的尝试。这次尝试虽然功亏一篑，但在眼科历史上却仍然称得上是
一个奇迹。1623 年，莎士比亚的同僚在他死后将其所 25
有剧本以《第一对开本》（*First Folio*）[16] 为名合集出版；同年，一位名不见经传的西班牙僧侣出版了一本非同凡响的镜片和视力测试指南。贝尼托 · 达萨 · 德巴尔德斯（Benito Daza de Valdés）的《不同水平视力的眼镜使用指南》（*Uso de los antojos para todo genero de vistas*, *The Use of Eyeglasses for All Types of Vision*）（下

16 《第一对开本》是现代学者为第一部威廉 · 莎士比亚剧本合集命名的名字。其实际名称为《威廉 · 莎士比亚先生的喜剧、历史剧和悲剧》。作品集以对开本形式印刷，共包括莎士比亚 36 部作品。

称《使用指南》）一直以来都被称为眼科的圣杯（Holy Grail）[17]。对于达萨本人我们知之甚少，只知道他于1591年出生在科尔多瓦（Cordóba）[18]，先是到多米尼加共和国（The Dominican Republic）当了修士，后又到西班牙宗教裁判所（Spanish Inquisition）[19]做了小职员，1634年死于塞维利亚（Seville）[20]。在官方出版的验光史的记载中以及马德里（Madrid）一家光学研究所的大门上都可以找到他的名字，但达萨留给我们的却永远只有模糊的背影。正如我们对达萨的了解微乎其微一样，他的著作也一样少之又少。如果说莎士比亚的戏剧合集都已经让世人求之不得，那么若要

---

17 圣杯是在公元33年耶稣受难前的逾越节晚餐上，耶稣遣走加略人犹大后和十一个门徒所使用的一个葡萄酒杯子。很多传说相信，如果能找到这个圣杯而喝下其盛过的水就将返老还童、死而复生并且获得永生。

18 西班牙城市。

19 西班牙宗教裁判所是于1478年由西班牙卡斯提尔伊莎贝拉女王要求教宗思道四世准许成立的异端裁判所。用以维护天主教的正统性，以残酷手段惩罚异端，经教宗思道四世指责，直至十九世纪初才取消。

20 西班牙城市。

找到《使用指南》一书则简直如同大海捞针一般。据福尔杰莎士比亚图书馆（Folger Shakespeare Library）的统计，收录莎士比亚戏剧的《第一对开本》一共有二百三十五册，而十二年前的一份统计报告显示，全世界总共只有十七本《使用指南》。其中一本收藏在位于贝塞斯达（Bethesda）的美国国家医学图书馆（National Library of Medicine），而我本人也是在那里接触到了这一珍本。纵观历史，如果真有所谓眼科公平发展论的观点，那么这本书就将应该开启自己的世界之旅，供世人共同赏读。

《使用指南》解释了镜片的工作原理以及镜片形状形成的过程。书中有些章节讲述了老年人视力模糊、眼睛的先天缺陷和后天缺陷、凸透镜和凹透镜的特性、制作眼镜的最佳材料等内容。该书认为，水晶镜片的等级最高，不过威尼斯穆拉诺岛（Murano）[21] 上那些著名的吹玻璃工们却也提供了一个相当不错的选择。

21 穆拉诺岛是位于意大利威尼斯市北部的一个岛屿，曾为玻璃器皿制造中心，产品大量出口欧洲各国，现仍有此行业，但规模远不如前。

26 众所周知，马德里、里斯本、塞维利亚和罗马都是人们可能会去购买眼镜的地点，但那些地方总会出现小商贩的身影。重要的是，《使用指南》提供了一种家庭测试的方法，可以确定用户可能需要什么“度数”的镜片。从根本上说，该书是一本近现代验光教材。与十七世纪其他教学出版物别无二致，该书通过图表、说明性段落以及对话等多种方式来将其重要信息传达出来。

在达萨这本书的标题中，“antoios”（或 antojos，两种拼写都是正确的）一词表示“在眼睛前面（ante oculos）”使用的设备。眼镜是指架在鼻梁上的水晶镜片，而不是手里拿着的工具。这也是放大镜和具有设计感的眼镜框的区别。眼镜是一种器械，是可以拆卸的消耗品，眼镜的问世是我们眼中的光学现代化的标志。

在现代西班牙语中，表示眼镜的单词是“anteojos”，这个词保留了拉丁起源，比十七世纪所使用的“antojos”一词表达的意思更明确。另一方面，在现代用法中，西班牙语中的“antojos”可以被翻译成新颖别致、奇思妙想或平凡琐碎。餐馆可能会在食客点餐将“antojos”拿过来。Antojos 在这里的意思就成了开胃菜、娱乐指南、新颖别致的东西，这些东西一一摆在你面前，当然也就呈现在你眼前。

我们再将其英语单词“spectacle”（奇观）加以比较，这个单词可能意味着某种值得人们关注的奢侈事物——比如戏剧。该词的复数形式“spectacles”既可以指两个以上的奢侈事物，也可以当做集合名词“眼
镜”来用，指人们为了看清楚东西所使用的工具。戴 27
一副眼镜（spectacles）欣赏奇观（spectacle）可能就会显得更加得心应手。

在《皆大欢喜》（*As You Like It*）中，莎士比亚借贾克斯（Jaques）之口发表了“人生七个阶段”的著名演讲。当贾克斯谈到身体衰退——“身材瘦削、脚穿便鞋的傻老头”的阶段时，他指出人们在这个阶段将“会在鼻梁上戴上眼镜”。但在《亨利六世中篇》（*Henry VI Part 2*）中，悲痛欲绝的玛格丽特女王（Queen Margaret）抱怨自己的双眼就像是“什么也看不到的黑乎乎的眼镜”一样。这位剧作家忽略了作为人体器

官的眼睛和作为工具的眼睛之间的区别：作为器官，眼睛是一种能看见的东西，而作为工具，眼睛是指人们或许可以借助它看见其他东西。在《冬天的故事》（*The Winter's Tale*）里，咆哮的国王莱昂特斯（Leontes）认为王后不忠，断言善良的卡米洛（Camillo）也能看到这一点，“否则你的眼镜（eye-glass）/ 就应该比乌龟壳还要厚”——这里的眼镜是指眼睛里的晶状体，或者更确切点说是指因白内障而变得不透明的晶状体。莎士比亚在戏剧中没有提到现代意义上的“眼镜”，但“crystals（晶体）”这个词确实出现了，而且当它出现时，指的还是人的眼睛。在《亨利五世》（Henry V）第二幕中，当女主人谈到福斯塔夫（Falstaff）之死时，这位胖骑士的前少尉皮斯特尔（Pistol）跟女主人说已经到了“clear thy crystals（擦干眼泪）”——也就是道别的时候了。

达萨的《使用指南》所阐释的主题给人眼前一亮的感觉。印刷公司在封面上印制的图案令人叹为观止：一副向外散发着能量、熠熠生辉的眼镜。其光芒向四周发射，直指放置在长方形背景板角落里的那四只眼

VSO

DE LOS ANTOIOS

PARA TODO GENERO DE VISTAS:

En que ſe enſeña a conocer los grados que a cada vno le faltan de ſu viſta, y los que tienen qualeſquier antojos.

Y ASSI MISMO A QVE TIEMPO SE AN de vſar, y como ſe pediran en auſencia, con otros auiſos importantes, a la vtilidad y conſeruacion de la viſta.

POR EL L. BENITO DAÇA DE VALDES,

Notario de el Santo Oficio de la Ciudad de Sevilla.

DEDICADO A NVESTRA SEÑORA de la Fuenſanta de la Ciudad de Cordoua.

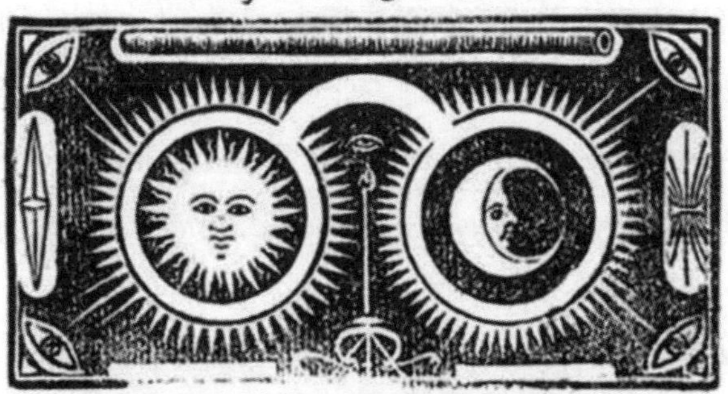

CON PRIVILEGIO.

Impreſſo en Seuilla, por Diego Perez. Año de 1623.

图 3.2 《不同水平视力的眼镜使用指南》封面。

睛。这种图像暗示着视觉的外向性，这是目前流行的
28 一种视觉理论。根据这种理论，视力是眼睛发出光线的结果，光线捕捉并恢复了所观察到的物体的图像。左边这只镜片上出现的是灿烂的拟人化的太阳，而右边这只出现的则是一个人坐在月球上的画面。位于眼镜左右两侧的菱形是经过艺术处理的凸透镜和凹透镜，将图像固定其中。读者看到了这几只眼睛，而这几只眼睛同时也观察着一切；眼镜这种设备不论白天还是黑夜都能帮助人们提高视力。

这一时期其他书籍的封面也将光线和视觉作为随后书中出现的内容的重要标志。1626 年，就在《使用指南》出版的三年后，弗朗西斯·培根爵士（Sir Francis Bacon）所著的《木林集：十个世纪的自然史》（*Sylva Sylvarum, or a Natural History in Ten Centuries*）付梓。最受欢迎的一卷收集了一千多个“实验”——不过，与其说它们是实验室的科学实验报告，还不如说是思维实验；科学革命（Scientific Revolution）才刚刚开始。这部作品的封面非常有名，展示了神圣之光给人类的启示。光芒中写着不太容易辨认的

希伯来语“上帝”二字，而光芒照耀着人类，让人类能够看到整个世界。

在十七世纪，神圣之光具有圣经和天文学这两方面的双重权威。今天，另一张包含神圣之光的图像以美国国徽（Great Seal of United States）的形式在美国民众的手中传来传去。国徽是印在美元背面的两枚印章之一，共济会的（Masonic）全视之眼[22]从金字塔上方向下看。上面用拉丁语写着一个短语，“Annuit coeptis”。这个短语翻译起来不容易，这也是它在流行文化中没有被列入拉丁语短语列表的原因之一。“Annuit coeptis”的意思是“天佑基业”。在这里，智慧的光芒之眼亲切地注视着下面人类的行动。

达萨作品封面的版画有所不同。神圣之光的确存在（毕竟他是个牧师，而这本书就是献给圣母的），
但这种光芒似乎来自于眼镜。光芒也可能就存在于我 30
们的内心。在这个由望远镜和显微镜构成的伟大时代

22 全能之眼是共济会的符号。人们通常认为第一位美国总统乔治·华盛顿是一名共济会会员，而华盛顿奠定了美国基础，因此金字塔上方的万能之眼便揭示了他的共济会身份。

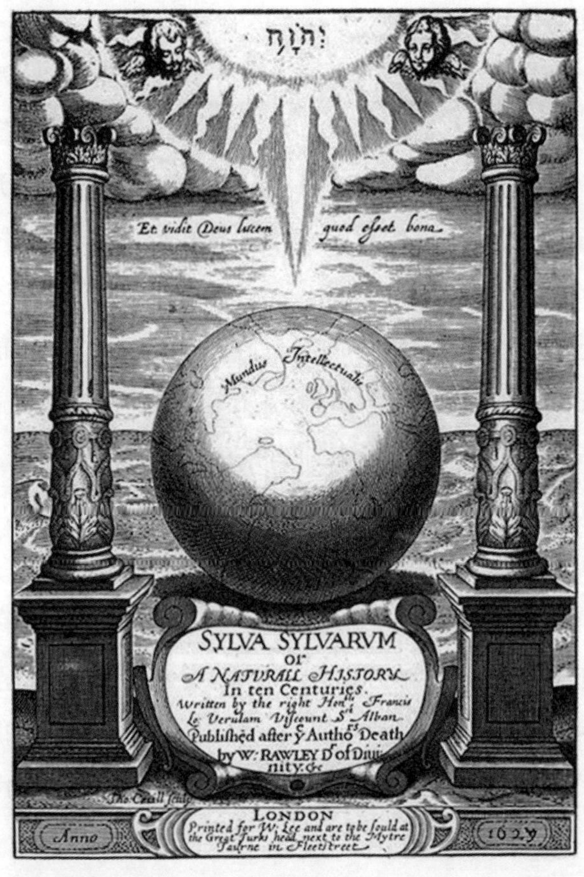

图 3.3　弗朗西斯·培根，《木林集》封面。

里，一副上佳的眼镜使我们所有人都能成为发现者。

我们对达萨著作的由来知之甚少。该书的出版许
可日期为真正出版年份的三年前，即1620年，其独家
销售许可的终止年份是1633年，五年后的1638年作
者离世。这本书并没有以西班牙语发行第二版，而且
很明显也没有用英语或任何其他欧洲语言出版的译本， 31
甚至就连拉丁语版也没有。有人曾经在原版问世后的
一个世纪内将这本书翻译成了法语，虽然翻译原稿得
以保留，但从未正式出版。因此，从实用角度而言，
达萨的著作已经销声匿迹，但这并不是因为它很快被
更详细或更精确的镜片和视力指南所取代。《使用指南》
不仅是同种类型书籍的开山鼻祖，而且也是绝无仅有
的一本。至少直到十九世纪中期，在荷兰、奥地利以
及德国的医生重新编写关于视力检测的书籍出版之前，
情况一直如此。

那么《使用指南》这本书到底包含了哪些内容？在十七世纪早期信奉天主教的西班牙，人们可能会认为，一本充分体现达萨科学抱负的著作可能会受到特别审查，但出人意料的是，达萨这本书却顺利过关。

审查员所撰写的前言向读者保证，书中不含任何与教会教义相悖的内容，而且作者的风格“suave, breue, y compendioso”（流畅、简洁，但内容广泛）。在书中，达萨展示了最早用于检测视力的印刷图表，并对光学强度、光学弱点和视力矫正展开了颇为引人注目的讨论，有时还涉及了令人叹为观止的细节。例如，他煞费苦心地记录下成年人每十年的视力变化，并指出每十年视力的减弱程度是可以预测的。他甚至在毫无偏见的前提下指出，女性的视力在一生中的变化速度与男性不同。不管现代诊断技术是否支持这一观点，我们都会惊讶地发现，在预测视力变化时，我们竟然会直接面对这种毫不掩饰的基于性别差异的报告。

32 《使用指南》中出现的早期视力表带有各种标记和数字，对今天的我们而言可谓浅显易懂：标准、刻度、一目了然的星号——这些图形元素体现出设计者惊人的自信。

除了使用通俗易懂的语言写作外，达萨还提供了可以作为自我检测的各种标准和图表，就像里昂·比

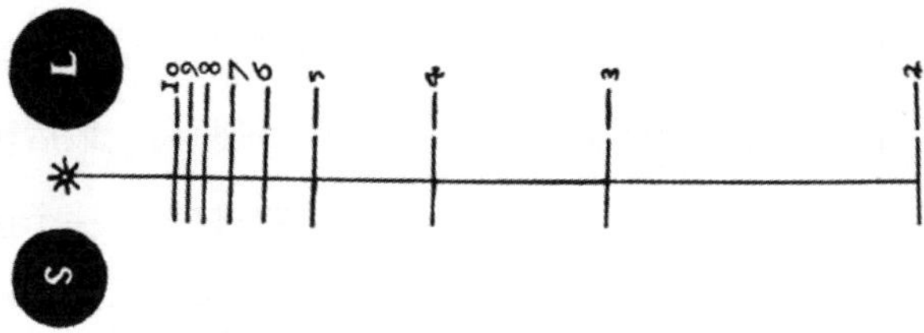

图 3.4　摘自于《不同水平视力的眼镜使用指南》的视力表。

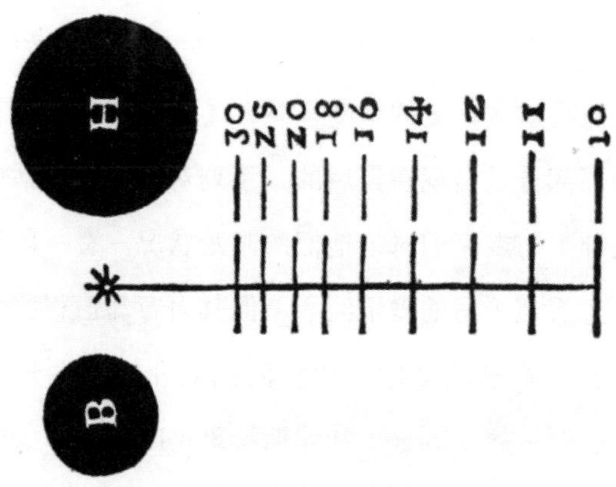

图 3.5　摘自于《不同水平视力的眼镜使用指南》的视力表。

恩（L.L.Bean）[23] 在一张纸上勾画出你的脚的轮廓，看看你应该订购多大尺码的靴子一样。《使用指南》还介绍了一种更加简单的检测步骤：将几个芥菜籽排成一排后，按照说明将它们一一隔开一段距离，最后确定检测者在哪个点上无法将一个小芥菜籽与另一个区分开。有了达萨的芥菜籽，我们就如同置身于仰望阿拉伯沙漠上空的双星和辨别 Snellen 视力表最下面一行字母之间的某个地方。视力检测总是与阈值脱不了干系。

研究医药历史的专家们曾经写过关于达萨的文章，但是从文化史的角度来看，《使用指南》最有意思的那部分是出现在最后的一系列对话。在对话中，几位绅士与专家们讨论他们的眼睛状况。有一段话从
33 表面上看似乎写的漫不经心，但其内容却值得我们格外关注。在这段话中，达萨向我们介绍了两位旅行者——豪尔赫（Jorge）和埃斯特班（Esteban），来自

23 L.L.Bean 是美国著名的户外用品品牌，也是美国第三大直销品牌，创始于 1912 年。其创始人是里昂 · 比恩（L.L.Bean 是 Leon Leonwood Bean 的缩写）。

印度群岛（Indies）的两位绅士。他们在国内看到了一副西班牙制造的眼镜，于是他们便远渡重洋去请一位著名专家检查视力。

对话在豪尔赫和埃斯特班之间展开，他们讨论人眼的不完美之处以及如何制作镜片加以弥补。豪尔赫从小就患有近视，对眼镜可以说爱恨纠缠：令他倍感难堪的是，一方面自己离不开眼镜，而另一方面太太却认为自己不应该戴眼镜，因为这样会显得自己老气横秋。人虽到了剧院，眼镜却忘在家中，导致他看不清楚演出，这又让他感到沮丧不已。在长途跋涉之后，34
豪尔赫终于在这里得到了他所寻求的专业帮助。

十七世纪早期大西洋两岸文化交流所表现出来的这种率性而为令人惊诧不已：对我们来说，单纯为了获得专业的眼部护理和购买眼镜便开启一次从美洲到西班牙的跨越大西洋之旅倒也并没有什么特别的惊人之处。如今，从东京飞往纽约在摩根索·弗雷德里克斯（Morgenthal Frederics）或罗伯特·马克（Robert Marc）的眼镜专柜购买一个设计师设计的镜框，这对一位旅行者来说几乎根本不必花费同样的时间和精力。

在《使用指南》里的另一段叙事情节中，达萨向读者展示了一位具有远见卓识的克劳迪奥（Claudio）先生，他对一系列镜片进行了彻底检验。克劳迪奥与一位大师级人物讨论了自己的选择，这位大师耐心地向他展示了自己的验光技术。克劳迪奥和大师通过一系列测试取得了进展——当然是在没有分裂透镜的折射或其他现代诊断工具帮助的情况下。然而，400 年后，眼镜行业的本质并没有发生丝毫变化。这位大师提出了一个我们在二十一世纪的检查室里可能也会听到的问题：“是更清楚了还是更模糊了呢？”

一旦发现眼镜度数越高，人们能够阅读的文字类型就越小，克劳迪奥便想要度数最高的镜片。但大师对此却持有异议，并警告说，若打算训练自己的双眼看得越来越精准，最终人们会面临失明的危险。这种责难不仅仅是对病人眼睛疲劳的担忧；十七世纪早期，广泛
35 流行的光学矫正理论鼓励人们使用度数低的眼镜，这样视力就会逐渐好转——至少从理论上讲是如此。

对阅读而言，眼镜至关重要。不过，正如达萨在著作中所表达的那样，眼镜的功能不仅仅在于提高一

个人理解世界的能力。眼镜还发挥着重要的社交功能。勇敢的达萨为了提出这一观点便又引入了一个视力问题的假想对手（straw man）。于是，马塞洛（Marcelo）便横空出世。他的视力已经得到矫正，终于可以自称是个“一切都尽收眼底的先生（seňor de todo que lo veo）”。天哪，我能看到一切，他欢天喜地地惊呼。对于这一观点后来出现了一个更加令人难忘的版本：“俯瞰一切的君主”——顺便说一句，这句话并非没有任何讽刺意味。它出自威廉·古柏（William Cowper）的《亚历山大·塞尔柯克的孤独》（*The Solitude of Alexander Selkirk*），这是古柏在十八世纪所创作的诗歌。塞尔柯克因为被困在南太平洋（South Seas）的一个小岛上而闻名，并成为笛福（Defoe）创作《鲁滨逊漂流记》（Robinson Crusoe）的灵感来源。视觉范围就是如此之大。

马塞洛的故事告诉我们，良好的视力不仅是生物生存所遭遇的一个实际问题，也是参与社会和政治生活的一种工具。眼镜从社交角度而言变得越来越必不可少，因为如果你看不清楚，就不可能做到表现正常。视力矫正逐渐演变为一种社会矫正机制，而社会矫正机制相应地又会影响到自我发展和社会掌控。因此，《使用指南》一书解释了近视是如何导致了社交困难。书中描绘了马塞洛所遭遇的最尴尬的时刻：

> 巧的是，（也许是因为我犯下的原罪）我肯
> 定天生就是个近视眼，而且我从来没有像现在这
> 36 样注意到这一缺陷的存在，因为这一缺陷不但令
> 我饱受折磨，而且让我的户外活动也变得索然无
> 味。你知道吗，我甚至都看不清一场双脚跑到发
> 红的比赛。在大街上，就算有熟人迎面走过来，
> 我也一样看不清楚，于是我经常犯错。有时候，
> 我的几个朋友认为我在见到他们时故意不脱帽致
> 意。这就是为什么在大多数情况下，我在还不知
> 道跟谁脱帽致意的情况下就直接摘下礼帽，这么
> 做显然违反了社交礼仪。由于这种不合时宜的礼
> 貌，我在萨拉曼卡（Salamanca）上学时发生了一
> 件令我颇为尴尬的事情，至今仍然记忆犹新：我

> 在街边散步时，看到一位女士站在窗口，便向她脱帽致意。但是我发现我的几个仆人开始嘲笑我，就问他们那个人是谁。结果他们回答说那是挂在窗边的半扇羊肉。我认为自己很幸运，还在胸前画了无数个十字，我发誓当时我真的看到了这位女士，即便她带着面纱，我也看到了她的五官。不过，撇开这一切，我却发现，当我近距离观察某样东西时，我就变成了一只猞猁，任何一个字母都无法逃过我的眼睛，不管它有多小。即使在晚上，借着月光，我也能看得清清楚楚，准确地读出来。对这两个极端我感到不可思议，但我自己也不知道该怎么办才好。

半扇羊肉的遭遇令马塞洛感到尴尬，这也让我们不得不直接面对一个社会规则举足轻重的世界。达萨写道，马塞洛歪曲礼节（pervirtiendo las cortesias），破坏了社会秩序和意识形态，而只有通过实施《禁奢法》 37
（*Sumptuary Laws*）和其他展示地位的仪式才能对这两方面加以保护。马塞洛需要一副眼镜，这样他就能将一位女士和她的女佣区分开来，也可以将一位女士和半扇羊肉区分开来。

马塞洛近视，但克劳迪奥却是远视。两个人提议一起旅行，因为他们发现，就像从柏拉图到尼尔·西蒙（Neil Simon）[24]所有“古怪的一对”一样，他们的状况是互补的。在《会饮篇》（*Symposium*）中，柏拉图借阿里斯托芬之口通过讲述一个关于人类起源的神话，对爱的本质进行了富有想象力的阐述。在这个神话里，不完整的人物寻找可以令他们实现完整、实现互补的另一半。继普劳图斯（Plautus）[25]创作的罗马喜剧之后，莎士比亚又在《错误的喜剧》（*The Comedy of Errors*）中重新使用了这一比喻。在该剧中，不是一对，而是两对双胞胎重新团聚并完善了自我。马塞洛和克劳迪奥是光学意义上的双胞胎，或者至少是为

---

24 尼尔·西蒙，编剧、制片人、演员。曾获得普利策奖和马克·吐温美国幽默奖。尼尔·西蒙是第一个以他的名字命名百老汇剧院的剧作家。《古怪的一对》尼尔·西蒙名剧，1965年首演于美国百老汇，之后被成功改编成为电影、电视剧及衍生作品。

25 普劳图斯（前254?—184）是罗马第一个有完整作品传世的喜剧作家。

了教育目的而打造出来的光学对立面。在这里，凸透镜和凹透镜实现了互补，不仅使我们步入了常态，而且令我们变得完整无缺。当二十世纪中期的男士将太太称为“更好的一半（better halves）”（我认为，这个短语现在已经被束之高阁）时，在不知不觉之间，他们已经成为有着两千五百年历史的爱与统一理论的一部分。

我们从达萨所描述的有着截然相反视力问题的两
个人的冒险中可能会得到什么呢？首先，生活在近现
代欧洲和大西洋世界的人们担心他们的视力，为选择 38
眼镜而烦恼，甚至可能长途跋涉数千英里，只为得到
备受尊敬的专业人士的服务。达萨试图使视力检测实
现标准化，这表明当时缺乏可靠的视力检测体系。在
社会控制方面，达萨所描述的种种教训使眼镜不仅成
为公民对自己的责任，还成为对等级社会应该承担的
责任。

对于一位文化唯物主义者来说，模仿比自己更优秀的人的能力不仅仅是穿着打扮的相似而已；其行为举止也一直在社会制度的帷幕后面窥探，而且当其目

光落到社会制度上时，就会发现统治阶级为了继续维持下去，正忙着调整各种规则，这就是统治阶级所采用的基本手段。一只猫可能只会盯着国王看，但一只富有的中产阶级的猫却可以穿得像个国王，那么这就成了一个问题。你的穿着，也就是你的外表，可能是个骗局。正是在这一时期，强盗和扒手走上了文学舞台，各种角色都准备用充斥着阴谋诡计和鸡鸣狗盗的故事取悦读者。江湖骗子、小偷扒手，不论男女全都披上各色外衣，假装成他们永远成不了的那种人——所有这些都展示了欺骗所带来的各种乐趣和危险。在十六世纪的英国，都铎王朝对非贵族阶层在经济上取得的成功深感震惊，于是颁布了《禁奢法》，规定除了所有皇室成员外，其他人等一律不得穿着紫色丝绸、金色薄纱或貂皮大衣。即便十六世纪的时尚人士都能买得起这样的衣着也不能穿。1623 年，西班牙国王腓力四世（Philip IV）对违背《禁奢法》的行为进行了严厉打击。社会不应该对此产生误读，而眼镜或许能从中发挥一些作用。

39 从眼镜制造商的角度来看，也许伽利略的望远镜就像牛顿在二十世纪后期发明的望远镜一样，只不过是多了一个镜片，眼前又多放了一个东西而已，其目的就是为了提高视力，使其超出人眼天生所具备的能力。然而，望远镜和眼镜在感觉器官上发挥着不同的作用——与列文虎克的显微镜别无二致，望远镜也是一种特殊的发明，一种充分利用人们对更敏锐的视力无限渴望的装置。这一发明可以让使用者的视野变得越来越深远。另一方面，眼镜则是一项中规中矩的发明。眼镜的存在是为了使视障人士能够融入社会。

近现代人如何理解视力缺陷，他们又是如何发明克服这些缺陷的方法，不仅是医学史和技术发展史的一部分，这也是自我调节的个人发明的一部分。这门学科刚刚为日常生活配备了衡量标准，其所经历的一切，无论是好是坏，都是我们所说的“变得现代化”的一部分。达萨的著作中只有一部分内容涉及视力检测，但那部分内容却让我们逐渐对十九世纪初眼科医生所做的专业评估和医疗处方有了初步了解。

永恒的记忆

41 在倡导科学的十七世纪，透镜成为一种非常重要的物体。相较于在望远镜发展领域所占的重要地位，透镜在眼镜领域的重要程度可能要弱一些。望远镜的制作历史甚至与我们熟知的 Snellen 视力表之间存在着某种奇妙的联系。

尽管早期的现代望远镜是由荷兰人发明的，但其发展重点很快就转移到了意大利。1642 年，伽利略去世。同年，犹如命中注定一般，艾萨克·牛顿出生。在那之后的几十年里，意大利望远镜制造商们的实力不断壮大，他们相互竞争，生产出全欧洲最强大、最精准的仪器。在十六世纪末和十七世纪，意大利知识分子生活的显著特征之一便是学院的突出地位，学院就像一种协会，其成员致力于追求知识。在这些组织中，最著名的莫过于意大利猞猁之眼国家科学院（Ac-

cademia dei Lincei），之所会以如此命名是因为他们的视力（或智力）不同凡响，至少据他们自己的说法 42
是如此。1611 年，伽利略成为其中一员。

另一个组织西芒托学院（Accademia del Cimento）比英国皇家协会（Royal Society）成立的时间还要早，而且成为第一个致力于实验的欧洲组织。从 1657 年到 1667 年，西芒托学院只存在了短短十年，但在那段时间里，该学院关注的问题之一便是两位光学发明家——欧斯塔基奥·蒂维尼（Eustachio Divini）和朱塞佩·卡帕尼（Giuseppe Campani）之间的竞争。欧斯达奇奥·蒂维尼是欧洲众多光学研究人员和光学制造商中最杰出的人物之一，他出生于 1610 年，师从伽利略。在职业生涯之初，蒂维尼做的是钟表制造，不过他很快就开始制作透镜。到了 1646 年，他开始制造复合显微镜和望远镜，制造一些人们用于欣赏和收藏的仪器，有几个仪器至今仍在使用。比他小二十五岁的朱塞佩·卡帕尼也被公认为出色的望远镜制造者。在他制造的望远镜中，有的长达五十英尺（约十五米）。

蒂维尼和卡帕尼之间的竞争在 1660 年一次不同

寻常的实地测试中达到了高潮。如何比较两架望远镜的优劣？人们设计了一场望远镜之间的决斗，但这场决斗有一点饶有趣味：一架望远镜将在罗马安装，而另一架将在佛罗伦萨安装。人们对两架望远镜分别进行检查，并根据各自的优点做出了判断，但最终决定必须让这两架望远镜一起接受测试；观测的目标不是在天空中，而是在陆地上。传送测试
43 文件比运送望远镜更容易。从理论上说，我们可以在不同地点对不同仪器进行测试并比较测试结果。但问题却仍然是：对于位于两个相距遥远的两种不同光学仪器，如何才能精确地测量出两者的相对功率和精度。

有人提议，将两架望远镜对准专门为此目的制作的一页分级文本，并将其定位在与两架望远镜等距的一个点上。然而，测试结果却并不令人信服。测试助手所举着的灯到底应该离文本多远？对于这一问题无法形成一致意见。接踵而来便是对罗马和佛罗伦萨空气相对纯净程度及其对能见度所产生的影响的争论。最重要的是，这两架望远镜的观测者并非同一人，而

他们自身的视锐度会导致对望远镜图像产生不同的解读。

1660 年的对决还面临着一个文学上的障碍。测试文本——两架望远镜对准的那页文本——并非随机由符号组成或是由单个单词组成，而是由诗句构成。该文本到底都是由哪些诗句构成的呢？在我们生命的旅途中（Nel mezzo del cammin di nostra vita）——但丁《神曲》（*Commedia*）的第一句。在散韵中听到声音的你（Voi chascoltate in rime sparse il suono）——彼特拉克[26]伟大的十四行诗集的第一句。（想象一下，让一个美国病人朗读一行字，开头为“哦，说你能看见……？”或者要求一个英国人朗读一句开头是“希
望之地和……”的句子。想要得到一个肯定的结果并 44
不难。）根据相关协议条款，由受过教育的观测者使用的望远镜可以被认为是更加精密的仪器。因此，在

26 彼特拉克是意大利学者，诗人，和早期的人文主义者，被认为是人文主义之父。他以其十四行诗著称于世，为欧洲抒情诗的发展开辟了道路，后世人尊他为“诗仙”。他与但丁、薄伽丘齐名，文学史上称他们为“三颗巨星”。

第一次尝试中，“望远镜决斗”失败了。西芒托学院意识到了自己的错误，随后用无意义的单词代替了经典的托斯卡纳语制作了测试文本。测试望远镜的比赛模式已经确立，这些大师之间的竞争甚至开启了一种被称为 paragoni（对比）的公开试验的传统。在这种试验中，大师级工匠制作的望远镜或可替换物镜将会被放置在一起，对准远处的文字或物体，以便对设备的清晰度和分辨率作出比较。在提出使用一系列不具有任何象征意义的字母方面，西芒托学院比赫尔曼·斯内伦的视力表领先了两百年。科学比文学遗产更加重要，因此诗歌便也不得不让位给毫无意义的字母，但这一切却又都是有原因可循的。

望远镜决斗的例子提醒了人们，那就是视力表，包括 Snellen 视力表以及后来衍生出来的视力表等所依据的一个基本原则是：测试视力水平的关键在于抛开阅读能力。一张合格的视力表为了引起我们的注意，本身就不应该有任何意义。

这种做法长期以来一直是现代出版业的一个特点。在现代出版业中，类似单词的字母序列或类似句子的单词序列，沿着文本行进行排列，形成了所谓的虚拟文本。其关键是为了创建一种视觉模式，而不是创建一个有意义的文本。这样做的目标不是测试视力，而是在初步总体设计中判断文本块的效果。制作这种 45
作品的设计师有时会被称为“希腊式”设计师，他们用毫无意义的单词填充文本块（除了英语以外，还有一种语言可用于虚拟文本——拉丁语，但希腊语却不在其列）。

最著名的虚拟文本类型是臭名昭著的“乱数假文（*Lorem ipsum*）”段落，其开头如下：

> *Lorem ipsum dolor sit amet, consectetur adipiscing elit. Quisque ultricies justo eu lorem scelerisque, eget porta ligula porta. Etiam sollicitudin diam dolor, a bibendum orci commodo id. Vestibulum dignissim pulvinar risus, a commodo est posuere in*

然而，“乱数假文”根本就不能称之为文本。这其实就是用拉丁语胡扯一气。除了能在苏斯博士（Dr.

Seuss）[27] 的绘本里找到外，“Lorem”这样的单词根本就不存在。但我们在这里的确可以看到一些拉丁语单词，或者这些单词的一部分，或者由单词组成的片段，甚至这些单词还有所有格的变化和词尾变化。不过，这仍然不是真正的拉丁语。或者更确切地说，这个文本无法阅读，这一点倒是千真万确。

拉丁文看上去和英语不一样。拉丁语中的上行字母和下行字母更少，因此上文所示文本段落具有一种文本设计者所称的不同的“纹理”。即使是假的拉丁字母也可以有这种纹理。单纯从印刷角度来看，假拉丁文即便出现也算不得问题。这是文本元素的无内容
46 分散，目的是向设计人员或客户展示字体、大小、行距和页边距的效果。这意味着该文本不适合阅读，但也不是说一看到就让人抓狂。比方说，如果在其中穿插了一些表情符号或统一码制表符的话，那可就真让人发狂了。

---

27 苏斯博士（1904—1991），二十世纪最卓越的儿童文学家、教育学家。一生创作的 48 种精彩教育绘本成为西方家喻户晓的著名早期教育作品，全球销量 2.5 亿册。

那么“乱数假文”是从哪里来的呢？理查德·麦克林托克（Richard McClintock）博士解开了这个谜团。1914 年，洛布古典丛书（*Loeb Classics*）将西塞罗所著的《善与恶的终结》（*De Finibus Bonum Et Malorum*）收录其中。麦克林托克在其中一页上找到了这两个单词。“Dolorem”这个单词被一拆为二——“do-”在一页上，而“lorem”在下页上。因此，可能是在二十世纪六十年代，有人偶然发现了一本 1914 年西塞罗著作的洛布古典丛书版，打开书后碰巧就翻到这一页，发现了这几个字母，于是便采用了这几个字母，再胡乱配上其他一些单词。最终，罗马人从未读过的最著名的非拉丁文本便就此问世。

尽管有其特定的意图，但所谓的“乱数假文”段落已经从作为样本的文本转移到刺绣的采样器上，大概是基于这样的假设，断章取义的“文本”是对古罗马艺术风格的真实引用。几年前，我偶然发现了“乱数假文”的绒绣枕头（在以学识著称的英国剑桥遍地都是）。人们在网上可以买到“乱数假文”的 T 恤和贴纸，其中大部分很明显都有戏谑之意。

在达萨之后的一个世纪里，英国牧师把视觉关怀
当做对灵魂关怀的隐喻。1716年，林肯郡（Lincolnshire）
巴顿（Barton）的牧师警告他的教众视力不良所带来
47 的道德危险。题为《发现草丛中的蛇：为视力不良而
配备的眼镜》（*A Discovery of the Snake in the Grass: or a Spectacle for Weak Eyes*）的演讲促使听众将福音
视为我们都需要的那副眼镜，这样我们才能避免犯下
原罪。在这种情况下，一刀切地对待一切。视力表就
显得多余了。

试错法已经引导消费者有两个世纪之久。在为病
人选择镜片时，十八世纪的验光师有没有设计出比这
48 一手段更好的方法来呢？还是他们带走了我们尚未揭
开的商业秘密？我们所获得的一些证据表明，十八世
纪的验光师在眼镜度数的问题上与达萨著作中大师所
持有的观点相同。

十八世纪，英国眼镜商乔治·亚当斯（George Adams）在他的《论视觉》（*Essays on Vision*）一文中写道：“光学仪器的发现可以被视为至高无上的艺术家赐予人类的最高贵、最有用的礼物之一。”然而，

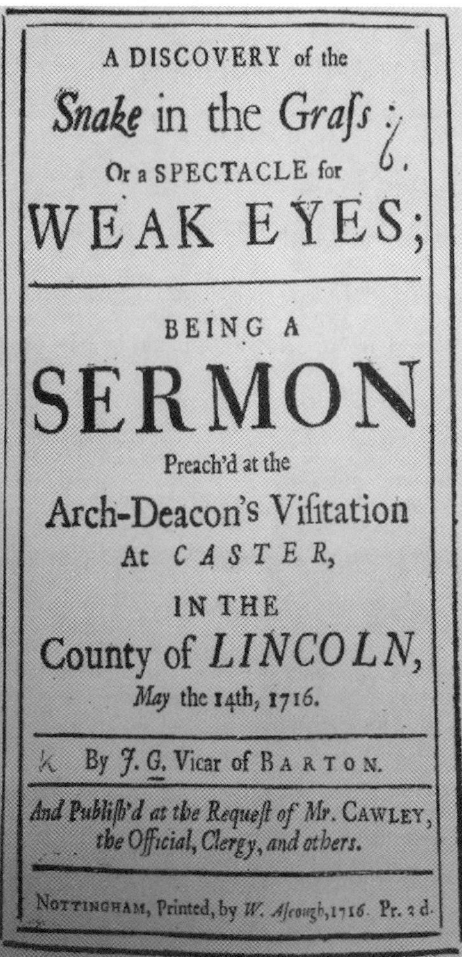
A DISCOVERY of the
Snake in the Grass;
Or a SPECTACLE for
WEAK EYES;
BEING A
SERMON
Preach'd at the
Arch-Deacon's Visitation
At CASTER,
IN THE
County of LINCOLN,
May the 14th, 1716.
By J. G. Vicar of BARTON.
And Publish'd at the Request of Mr. CAWLEY, the Official, Clergy, and others.
NOTTINGHAM, Printed, by W. Ascough, 1716. Pr. 2 d.

图 4.1　布道文章也能测试视力。

就其所发挥的作用而言，亚当斯认为，眼镜被过度使用，戴眼镜的目的是为了使视力下降的人们适应其自然能力，而不仅仅是为了让人们的视力变得更好。亚当斯既是一位理论家，也是一位实践者，《论视觉》一文让我们得以一窥这位十八世纪的顾客购买矫正镜片时的感受。亚当斯所描绘的情形是这样的：这位顾客试了一个又一个镜片，在不断尝试的过程中变得愈发困惑和疲惫，结果他的大脑无法做出准确的判断，而他的视力也随之进一步削弱。亚当斯的观点是十七世纪观点的延伸，即戴眼镜的目的是辅助阅读，主要是为了使视力好转，从而不必戴眼镜。然而，直到十九世纪，如何精确地测试视力的问题仍然没有得到解决。

就像许多成功的发明一样，Snellen 视力表也是一
举成名，而其他人所付出的努力便显得没那么重要了。
49 十九世纪三十年代中期，德国眼科医生海因里希·屈
希勒尔（Heinrich Kuchler）提出用一张图表检测病人
的视力，图表上用的是他从有插图的日历上剪下来的
一些常见东西的图像。接着，屈希勒尔有了个新想法，
而这也是视力表在语言上取得的突破——1843 年，他

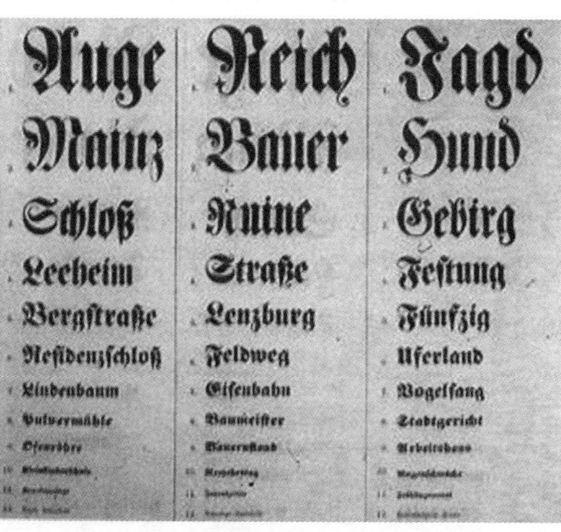

图 4.2　屈希勒尔设计的视力表

创造了一张视力表，放弃了此前使用的物体，代之以单词，他把这些单词按照大小降序堆叠在一起。屈希勒尔的目标之一是帮助医生治疗那些正在逐渐丧失视力的病人，也就是那些“医生希望检测，而且出于治疗的目的，必须对其视力进行检测的病人”。下图便是屈希勒尔设计的一张视力表，实际上应该说是三张。

50 英语的前五行是这样的：

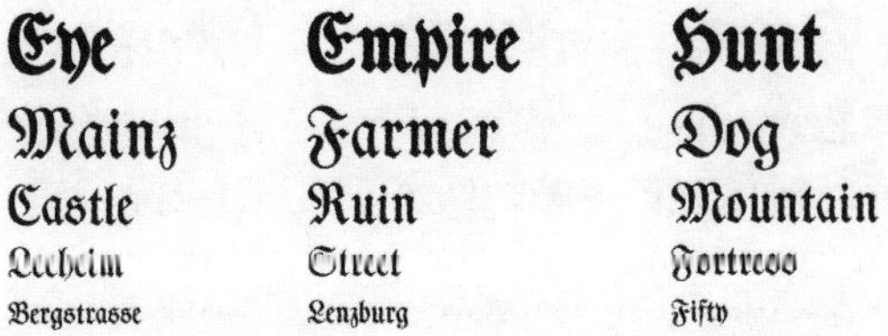

Eye	Empire	Hunt
Mainz	Farmer	Dog
Castle	Ruin	Mountain
Leeheim	Street	Fortress
Bergstrasse	Lenzburg	Fifty

跟此前的 Snellen 视力表别无二致，也是按照我们所熟悉的从大到小的字号逐级下降——最上面一行是颜色浓重的清晰图形，接着颜色便越来越淡。即使就其本身而言，屈希勒尔视力表也有一些引人注目的特别之处，上面的单数名词和德国地名不论大小写都是用德文尖角体（Fraktur）印制而成。屈希勒尔的三张视力表表明，他承认了记忆力所带来的问题，而且他

希望病人能重新开始，而不是回忆刚刚所展示的内容。

屈希勒尔在印刷品中随机寻找所需要的材料。大约在一个世纪后，他的做法就成为欧洲先锋派艺术所遵循的一个原则。屈希勒尔从不同的报纸上剪下各种图片和文字，他的诊断方案感觉就像是现代主义（Modernism）的先驱：达达主义[28]的语言游戏，杜尚（Duchamp）[29]对现成作品的赞美，汉娜·霍克（Hannah Hoch）[30]那拼贴成花束形状的一只只眼睛，以及布拉克（Braque）[31]和毕加索（Picasso）用以对决的拼贴画，

---

28 “达达”原为法国儿童语言中“小马”或“玩具马”的不连贯语汇。达达主义艺术运动是1916年至1923年间出现的艺术流派的一种。达达主义是一种无政府主义的艺术运动，它试图通过废除传统的文化和美学形式发现真正的现实。

29 马塞尔·杜尚（1887—1968），纽约达达主义的团体核心人物。出生于法国，1954年入美国籍。他的出现改变了西方现代艺术的进程。可以说，西方现代艺术，尤其是第二次世界大战之后的西方艺术，主要是沿着杜尚的思想轨迹行进的。

30 汉娜霍克（1889—1978）德国达达主义代表性艺术家，凭借照片拼贴而出名。

31 乔治·布拉克，法国画家。与毕加索早期作品属印象派和野兽派。与毕加索合作，直到1914年，共同发起立体主义绘画运动。最早将字母糅合进绘画，将颜料与沙子混合作画和使用拼贴画法。晚年作品包括静物画和风景画，风格渐趋现实主义。“立体主义”这一名称由他的作品而来。

他们将报纸的文字元素融入或复制到自己的作品中。当然，绑架者也会用同样的方法制作赎金通知。

51 即使在放弃实物图像而转用文字后，屈希勒尔的视力表仍然是一种非常有用的诊断工具，它要求接受检查的病人主要看自己可以看到的物体的名称。在前五行中，只有“Reich（帝国）”和“Funfzig（五十）”这两个词是概念性的，但放在视力表这个语境下，这两个单词也不太具有概念意义了。

尽管如此，屈希勒尔视力表仍然具有一种诗意的特质，而且还带有幼儿园教室所独有的一些特色。由于他的视力表是由单词构成，看看他对德语词汇的选择，人们很容易就会想到其他可能性。例如，在没有分级、大小限制的情况下，可以选择一些小读者在识字课本里就能找到的更加简单的名词——“ball（球）”、“cat（猫）”、“mother（妈妈）”、“house（房子）”、“tree（树）”——将这些单词展示出来后，可以让在二十世纪五十年代阅读《迪克和珍妮》（*Dick and Jane*）的那些早期读者了解到构成他们世界的名词的视觉符号。

尽管屈希勒尔做了多次测试，但其视力表本身所存在的问题一直困扰着视觉准确性的测试：单词以及其他熟悉的物体提供了太多的线索，而根据这些线索，病人就可以填补空白。要战胜决绝的骗子绝非易事。记忆力是所有固定不变的视力表所面临的一个强敌——事先接触到或牢记你所看到的东西变成了一种玩弄视觉检测系统的方式。

同样的问题也困扰着十七世纪在意大利的蒂维尼和卡帕尼之间所展开的第一场比赛。如果你认识“mother（母亲）”这个单词，但你只能看清楚前五个字母“mothe”，那么就算你看不清楚最后一个字母
到底是“r”还是“p”，也没什么区别，因为你会猜 52
出这个单词，而这就违背了检测的目的。只有不熟悉视力表，这一检测方法才能奏效，但一直维持对视力表的陌生状态太难了。

屈希勒尔之后的一代人提出了自己的想法，并在检测视力方面取得了根本性的突破。其中最著名的就是弗朗西斯库斯·唐德斯。1858 年，也就是他创办眼科医院的那一年，唐德斯正在进行重要的眼科研究，

其中就包括对视力和反应时间的研究。他想到了如何更好地利用视力表，并把这些想法告诉了他的助手赫尔曼·斯内伦。在唐德斯和其他人员的工作基础上，斯内伦开发出来他那张著名的图表，那就是我们至今所熟知的视力表。该视力表意味着十九世纪眼科学的发展在图形上取得了突破。

尽管事实将会证明视力表自有其用处，但十九世纪最重要的眼科检查设备却是由才华横溢的年轻德国医生赫尔曼·冯·亥姆霍兹（Hermann von Helmholtz）于 1851 年发明的检眼镜。亥姆霍兹对一切都兴味盎然——哲学、能量守恒定律、视觉检查技术、热力学——并对这些领域的发展都做出了贡献。三十岁时，他彻底改变了眼科实践：通过巧妙地安排镜子的位置，亥姆霍兹的检眼镜使医生可以透过扩张的瞳孔
53 看到眼睛的后部和眼底。人类第一次可以直接观察视网膜和视神经基底。眼睛以一种崭新的、强有力的方式显现在世人面前。

亥姆霍兹最早制作的检眼镜几乎没有保留下来，但今天的医生所使用的设备就是十九世纪检测工具的

更新换代，这种工具改变了人们检查眼睛的方式。从事物的本质上来说，我们把检眼镜（以及大多数医疗设备）的出现认为是理所当然的事情，但由于检眼镜能让原本肉眼看不见的东西变得明晰可见，因此亥姆霍兹的发明经常被拿来与另一种更具有突破性且更为人熟知的医疗设备——听诊器进行比较。听诊器（stethoscope）这个词来自于希腊语，属于旧词新意，原意是“看到胸部”，1819 年由法国医生何内 · 雷奈克（Rene Laennec）发明。正如米歇尔 · 穆尔德斯（Michel Meulders）所写，听诊器是一种医疗工具，它使人们听到看不见的东西。值得注意的是，医学史上总会出现各种事件、各种发明和发现，使我们能够看到（或听到）肉眼无法看到的东西。检眼镜就是其中之一，而且在眼科检查中它和视力表成为检测视力的两大工具。

记忆问题在视力表的设计过程中阴魂不散，向发明家、图形设计师和医学专业人员的聪明才智发出了挑战。到了 1906 年，一种解决方案开始投入使用。这种解决方案是使用一种由扁平面板组成的旋转滚筒，每一侧扁平面板上都有一组用于诊断的图像。验光学将不得不努力解决重复和记忆的问题，直到电脑可以立即调整出现在检测者面前的字母或其他文字时，这一问题才得以解决。在数字化的今天，我们在任何地方都可以凭借我们现在认为司空见惯的速度和设备，
54 将众所周知的 Snellen 视力表及其众多不同版本重新格式化或加以替换。

如果人们长期以来一直担心 Snellen 视力表可能会被铭记于心，那么先进技术解决方案的出现可能意味着，Snellen 视力表已经成为一件历史文物，或者只不过是我们如何理解现代视力检测的创始文件。与很多创始文件别无二致，Snellen 视力表也已经成为一个正在从人们的视野中消失的物体。归根到底，Snellen 视力表或许就是一种我们想要铭记于心的东西。

十一行，九个字母

十九世纪中期被称为眼科发展的黄金时代。在乌 55
得勒支，唐德斯做出了具有开创性的发现——“清晰精确，无与伦比”，一位同时代的科学家赞赏地写道——唐德斯的发现涉及了折射角度、光波通过不同介质（如眼球内的液体）时影响光波的不同变化，以及眼调节，即：眼睛改变透镜形状以便聚焦于近距离或远距离物体的机理。

真实可靠的视力检测中存在几个问题：技术性、操作的便捷性、背诵记忆材料的可能性，最重要的是标准化、准确性和重现性。继亥姆霍兹和其他人员之后，斯内伦早期进行的视力表设计实验涉及了形状，但对于受检者来说，形状很难描述。1862 年，斯内伦偶然间在图形方面取得了突破：十一行，清晰的字体，九个字母，以一种明显随机的方式分布，从上到下字号

56 逐行缩小。归根结底，字母也是形状，但却至少是大多数人都能识别的形状。事实证明，第二年 Snellen 视力表便出现了重大突破：英国陆军用这份视力表测试新兵视力。

在维多利亚时代，检测视力是军事目标之一，目的是为了确保新兵能够发射步枪并击中目标。有了 Snellen 视力表，英国军方就可以从科学角度研究哪些新兵可以使用武器。几乎在一夜之间，军方就有了一种可靠的手段准确地检测新兵视力的优劣。

如果所有打算应征入伍的人员都识字的话，Snellen 视力表可能就会大获成功。然而，并非所有人都识字，结果视力表便也铩羽而归。1887 年发布的一份陆军医疗报告（Army Medical Report）表明，9%“应征入伍的新兵不会阅读”。阅读困难是一回事；不能识别单个字母则是另外一回事。Snellen 视力表必须通过引入测试点进行修改。在检测过程中，受检者将被要求在指定的距离内数出特定区域内的点数。这一修改差强人意——甚至连要求在 Snellen 视力表上做这种修改的卫生部长（Surgeon-General）也认为，如果“所有新兵都具备阅读能力，那么使用诸如 Snellen 视力表上的那种明确尺寸的字母来检查视力，效果将会好得多”。至少暂时来说，数圆点是一种必要的妥协。

尽管军方声称视力要求严格，但武装部队的视力检测标准却一直都很灵活。1914 年的一份军事报告宣
布，“报考海军军校的人员必须具有完全正常的视力， 57
必须经过 Snellen 视力表的检测，且两只眼睛要分别接受检查，”但对于皇家海军（Royal Navy）的其他分支部门来说，“却并不需要完全正常的视力”。这里的正常视力是指未经矫正的视力，也就是说海军新兵可以戴矫正眼镜，但却不能成为军校学员。

该报告还详细列出了在整个大英帝国的范围内所允许的视力损害程度，以及在多大受损程度上允许担任何种职位：皇家爱尔兰警队（Royal Irish Constabulary）、印度空军部队（Indian Pilot Service）、林业部（Department of Forestry）等等。对于每一个职位而言，爱德华时代的军事机器都规定了你必须要有多好的视力才能得到并保留那一特殊职位。该时代对色盲的要求极为严格，并规定有些职位不得对色盲候选人

开放。当时甚至还有一种叫做“颜色认知测试”：“这项测试的目的仅仅是确定候选人是否知道红、绿和白这三种颜色的名称，而且这项测试仅限于说出颜色名称。”然而，并没有任何一个具体的职位对“颜色意识”提出要求。

英国陆军成为 Snellen 视力表最大的早期客户，也是最重要的客户，而且这种军事上的合作为世界范围内的新兵视力检测奠定了基础。事实上，军事上对精准的视觉辨别能力的要求将在创造另一种试验方面发挥重要的作用。在第一次世界大战期间，日本政府
58 大力支持石原忍（Shinobu Ishihara）的工作。石原忍是一名眼科医生，曾经先后在东京和欧洲求学。和英国军队一般无二，日本军队也需要一种手段以确定颜色感知的准确性。石原忍主持的色盲测试的重点是区分两种看起来非常相似的颜色，即：区分伪等色（只是表面上看起来相同的颜色）的能力。石原忍在早期的伪等色差测试的基础上，开发出了现代色盲测试的核心要旨：测试图片由大小不同、色调不一的彩色圆圈组成，这些圆圈围绕着一个颜色略有不同的数字（通

常是一个阿拉伯数字）。如果在红色圆圈组成的背景下看不到绿色数字，或者在绿色圆圈组成的背景下看不到蓝色数字，就表明受检者患有一种特定形式的视觉障碍。色盲症是一种与性别有关的疾病，通常 X 染色体会携带其基因，而且与女性相比，男性患有色盲症的情况明显更加普遍。据美国国立卫生研究院（National Institutes of Health）估计，多达 8% 的北欧男性和 0.5% 的女性可能患有色盲症。

斯内伦向病人展示了一张视力表，上面的字母全都经过精心安排。石原忍的色盲测试则提供了一张单一的、隐藏巧妙的图像。在数字化时代到来之前，斯内伦的检测手段可以将所有检测材料一下子呈现在患者面前，而在石原忍的试验中，患者看到的则是一幅又一幅的图像。1917 年，石原忍的试验首次问世。一个世纪后的今天，他的试验仍然是一个重要的诊断工具。

Snellen 视力表可不仅仅是一种诊断工具。它的图 59
形就像是一场盛会——自信大胆、等级分明——一场
明星与军团的展示、一场游行（défilé）、一场时装秀、

一次行军，伟大的 E 站在视觉游行队伍的最前方，后面跟着的是按降序排列的队伍。如果这是一支军队，他们就将会是上校、少校、上尉、中尉、中士。如果 E 是上帝，那一排排降序排列的字母就会是王位、统治权和各种权力。但 E 不是上帝——上帝在细节里。Snellen 视力表上的字母越来越小，直到最终导出正题。

对于 Snellen 视力表，你可能知晓两件事：第一，视力表的最上方有一个巨大的字母 E（你已经发现在这份文本中字母 E 就像个傻瓜一样到处都是，而你可能指望着会有一个星号取而代之）；第二，所谓的“完美视力”就是 20/20 标准视力。

20/20 的比率通常被称为斯内伦分数，接下来我会马上详细解释。（如果用公制衡量，20/20 并不等同于 6/6，这种比率听起来从来都不太一样。）这个表达法自有其文化渊源。美国广播公司（ABC）旗下的新闻杂志《20/20》发行已久。该杂志承认了这种理想的“完美”视力，同时也设法表明完美的视觉实现了一种平衡，不论就眼睛而言还是就政治观点而言，都是既不偏向左也不偏向右。最近，很多高等院校都采用了“20/20”

的口号，并以此为其机构的发展前景打上了烙印（目前，高等院校都在效仿各大公司，所提出的战斗口号都是关于前景发展以及前景宣言的）。

撇开这一常见用法不谈，我们很可能将“20/20” 60
这种良好视力的基本标准和“完美”的前景（不管那是什么前景）混为一谈。也许是内隐数学（implicit mathematics）——20/20 是个整体认读的分数，约分后其值为 1——这便促生了一种广为接受的观念，即：20/20 不仅是目标，而且既是一种理想也是一种正常状态（就好像正常状态和理想的意义没什么分别一样）。正常和普通或标准之间的区别影响视力测量，就像它影响我们生活中其他所有方面一样。多萝西 · 帕克（Dorothy Parker）曾打趣说，异性恋不正常，只是普通状况而已。在打造 20/20 范式的过程中，斯内伦确定了一个度量标准，但没有对正常视力和异常视力做出科学的判断。

斯内伦设计的标准视力表由十一行组成。在大多数格式中，最上面一行是一个字母。接下来每一行的字母都越来越小。根据设计原则，每一行都可以表示某一具体视力，这也意味着可以显示出特定的视力缺陷。斯内伦制定的检测手段可以根据理想受检者的数据对实际受检者（一如你我）进行测量。如果用分数表示的话，视力表最上面一行应该是 20/200，这意味着受检者必须在二十英尺（约六米）处才能清楚地看到视力正常人士在二百英尺远就能看到的东西。如果在佩戴矫正镜片后，你唯一能看到的只是 Snellen 视力表最上面的一行，那么你的测试结果就是斯内伦分数 20/200，这也就意味着至少在美国，根据法律规定你已经被划归到了盲人的行列。

Snellen 视力表第二行的分数是 20/100——病人必须在二十英尺处才能清楚地看到视力正常人士在一百英尺处，也就是说五倍远的距离能看到的东西。第三
61 行是 20/70，第四行是 20/50，第五行是 20/40，第六行是 20/30，第七行是 20/25，第八行是 20/20。如果你在佩戴矫正镜片后能读出第八行的字母，你的矫正视力就已经达到了标准水平。第九行的分数是 20/15：受检者可以在二十英尺处清晰地看到视力正常人士需要走到十五英尺远的地方才能看到的东西。第十行是

20/13，第十一行是 20/10。能够清楚地看到第十一行字母的人类眼睛非常罕见，而且听起来就像是大自然赋予人类的奇迹，但是若论动物王国里各种动物——从雄鹰到各种昆虫——它们都在视觉方面超过了我们。因此，不管你的视力有多好，也只不过是人类的良好视力而已。

理解分数本身需要一些物理知识。分子表示到物体的距离。这很简单：六英尺，二十英尺，等等。分母则要复杂得多：它是指受检者可以看到以 5 弧分测量的物体的距离。弧分是什么呢？想象一下，当你直视前方时，你看到的是一个圆的一部分。那就是你的视野。如果你不是卡通人物的话，就一定生活在一个三维的空间里，那么在一个既定平面上，你就处在 360° 的中心。不过，你的视野却只有 114° 。无论你能看到什么——无论东西大小、距离远近——都可以用视角来衡量。伸出你的胳膊，一根小手指可以测量出大约 1 弧度的视角。中间三根手指大约可以测量出 5 弧度左右。

每一弧度都可以进一步细分为 60 弧分。（顺便说一句，我们要感谢巴比伦人所做的这一切与“60”
62 有关的工作——把1小时分成60分钟，1分钟又分成60秒。4000年前的汉谟拉比 [Hammurabi] 和你最近的眼科检查之间竟然有着千丝万缕的联系。）

斯内伦分数的分母设定了一个5弧分的字母作为视觉目标。这个字母“实际上”到底有多大并不重要——重要的是字母图像映入眼帘的角度。（如果你朝着远处的一棵树走过去，就会发现这棵树看起来越来越大。实际上树的大小一直保持不变，但它的视角会随着它在你的视野中所占的比例越来越大而逐渐增大。这就是光学原理所发挥的作用。）

斯内伦用以下公式表示受检者、距离和视力之间的关系：

$$v = \frac{d}{D}$$

在这个方程式中，v是视力，d是受检者到视力表的距离，D是受检者在5弧分内读取物体的距离。

很多视力表都有注释说明，有的位于左边空白处，有的设置在右边，还有的则两边都有，每条注释都明确了那一行字母的含义。在一些视力表的旁边，你看到的可能是一列分数；最重要的是大家都知道的那一列——20/20 的验光符号。该符号表明受检者在 20 英尺处就能看到一位视力良好人士应该看到的东西。

眼科医生会用一种对大多数戴有框眼镜或隐形眼镜的人来说都不太熟悉的方式开具处方。视力专家会测量屈光度所需的矫正程度，而屈光度是一种你在其 63
他情况下都不太可能遇到的测量单位。

字典对屈光度的定义是：“一种测量透镜屈光力的单位，等于焦距的倒数，单位是米。”简而言之，屈光度是一种测量单位，表示使视力达到 20/20 的标准视力所必需的眼镜度数。如果你看一下医生在眼科检查后给你开的处方，你会看到一个两行三列交叉组成的图形，医生会在那些分隔出来的方框里写下一些数字——一些标有加减号的个位数。近视镜片所需的屈光度矫正用负数表示，而远视则用正数表示。（译者注：此处与原文有异，原文在编写时将近视与远视的代表符号写反，本文已订正。）例如，一只中度近视的眼睛可能要佩戴 -3.0 的矫正镜片，或三次屈光度，而高度近视的眼睛则可能需要 -5.0 的镜片或 5 次屈光度。轻度远视的矫正可以用，比如说，+1.0 的屈光度来表示。两只眼睛的矫正度数要分别书写，先是左眼，然后是右眼。视力表并不能真正对你的两只眼睛做出检查——视力表可以用于检查两只眼睛，但眼科医生会记录下你需要矫正的地方。

眼科处方会提供两种形式的矫正信息，要么是球面镜的信息，要么是圆柱镜的信息。第一列球面镜数字提供视力强弱信息，并表明眼睛在各个方向所需要的屈光度。第二列圆柱镜数字给出的是散光的信息，
64 表明眼睛沿特定轴所需的屈光度。第三列的数字提供关于矫正方向的进一步说明。

视力表并不能告诉医生与你眼睛有关的所有情况，但却能显示出从哪里开始变得模糊不清。人们普遍错误地认为，视力测试仅仅是为了确定需要放大多少倍，但实际上，视力测试不仅与放大的倍数有关，还与影像的模糊程度和清楚程度有关。模糊概念是视力矫正中的一个关键概念——病人的视力变得模糊时，视力表就该发挥作用了。斯内伦在选择字母时考虑

到了模糊的问题——总共十一行，却只由九个字母构成——F、D、O、C、E、P、T、Z、L。其中有两个是元音字母，其余七个是辅音字母。如果你知道了这一点，你就不会猜是字母 Y 或 R 或 H 了。

就是那些字母，一直都是那些字母，一直未变。就像术语表达受到限制一样，有些语言也因此而受限。例如，夏威夷语（Hawaiian）只有十三个字母（外加两个非字母的标记）。但斯内伦的九个字母就像是组成了一种业已失传却又极其严肃的语言的字母表：这些字母能拼写出来什么来呢？每一行字母似乎都是刻意排列，以避免可能被解读为音素的序列。与此同时，斯内伦所选择的字母必须向受检者展现出极为相似的形状，从而在识别过程中出现失误。比方说，在 X 和 O 之间进行选择要容易得多，而且检查者很少能够据此了解病人真实的视力水平。但 O 和 C 放在一起则更像是一个挑战。斯内伦选择的字母既具体明确又故意模棱两可，不仅越往下字母越小，而且字母的形状也 65
越发接近。O 不是不可思议的 C 吗？ F 不是神秘的 P 吗？ X 和 O 之间显而易见的区别已经让位给了一些更微妙的东西，一些像现代性那样引发焦虑的东西。顺便问一下，弗洛伊德（Freud）开发出来的眼科检查会是什么样子的呢?

也许Snellen视力表最重要、也是最不为人所知的特征并不是字母的大小或排列方式，而是字母本身的配置。每个字母的宽度和高度相等。斯内伦设计了一张图表，上面的字母可以映射到网格上，就好像每个字母都放在一个看不见的盒子里。这并不是字体设计最优雅的解决方案,但斯内伦认为,这能使字母相等,使测试结果更加可靠，并使视力表具有科学性和权威性。与耶格尔的测试类型不同，斯内伦将视标建立在一个架构模型上，确保字母形式的主体具有振幅，在各个方向填充网格的空间。斯内伦字母的网格结构——早期设计为埃及风格，后来采用了更干净、无衬线的格式——提供了更可靠的辨认环境。在笔画粗细一致的情况下，检查者可以对一种可能性忽略不计，即：模糊的感觉是由字母笔画过细所致。

如果说现代视力表上的字母看起来有点过时的话，那在一定程度上是因为振幅的存在。不过，与斯内伦的原件相比，当今视力表的字母还是很时尚的。
第一批视标是按照一种被称为埃及字体的风格设计而 66
成，埃及字体有时被用来描述一类具有某些设计特征的字体，尤其是那些沉重的——或者说“粗的”——衬线字体。早期采用“埃及字体”的视力表使用了斯内伦字母表以外的字母（一个是字母B，一个是字母N），这表明指定的排列标准出现了变体，但也显示了斯内伦标准的固执僵化。

视力表采用埃及字体的外观是在十九世纪对埃及长期狂热的迷恋中形成的，这种迷恋将殖民主义、人类学和文献学融为一体，令人迷醉。在现代人的眼中，斯内伦所使用的典型埃及字体就是衬线字体。如果你以正确的方式观察它，你就可以在衬线字体的字母中看到在埃及象形文字中出现的人类的扁平外形。今天的典型埃及字体看起来很俗气，不过，除非你知道其名称，否则你可能不会把这种字体与欧洲的东方梦联系起来。十七世纪，博学多才的耶稣会成员（Jesuit）阿塔纳斯·珂雪（Athanasius Kircher）出版了一系列配有丰富插图的著作，主题涉及了诸多领域——天堂、磁力、中国——其中包括最早的推测，即：埃及古代文字的一种形式可能与现存的语言有关。珂雪看不懂象形文字（hieroglyphics）（这个词在英语中的意思是“祭司的文字”），但珂雪神父从这些符号中发现了一个值得我们花时间思考的难题。

直到 1822 年这一难题才得以突破。当时，让 - 弗朗索瓦·商博良（Jean-François Champollion）宣布他破译了罗塞塔石碑（Rosetta Stone）的象形文字。无论
67 何时只要你去伦敦大英博物馆参观，都能看到那块著名的花岗闪长岩——罗塞塔石碑。石碑上面有分别用希腊语、埃及语和象形文字等三种语言所刻写的碑文。象形文字也是一种语言，而三种语言都再现了同样的文本，因此，三种语言的同时出现便成为理解象形文字的关键。如果不是从最广泛的文化意义角度审视，罗塞塔石碑便不能被视为一张视力表。

早期的人们曾经试图将 Snellen 视力表从其杂乱的衬线字体中解放出来，但所有尝试却都以失败告终：十九世纪的受检者希望看到具有展示特色的衬线字体，而当衬线被移除后，就必须再重新加上去——至少在

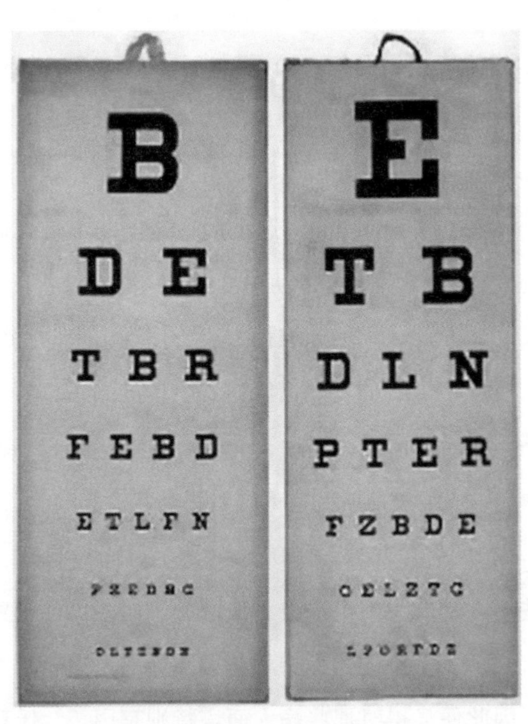

图 5.1　用典型的埃及字体测试视力。

这种时尚完全过时之前要如此行事。

68 视力表还有其他类型，而且测试视力的方法也还有很多。斯内伦在 1862 年创立的视力表便是其他视力表创建的依据。例如，国际标准视力表（Tumbling E Chart）只由一些旋转九十度的大写字母 E 组成。医生只需要问一句：E 开口朝哪个方向？朝左？朝下？朝上？朝右？“Tumbling”这个词在这里并不是人们常说的“翻滚”之意；这个动词可能与跌倒或醉酒有关。事实并非如此。国际标准视力表所体现出来的意思正好相反：字母 E 的旋转已经达到了精准的军事要求。向前，向后，向下，向后，向上。如果字母 E 穿着一双军靴，人们就能听到它的鞋后跟在咔嚓作响。

母语为英语的人们认为罗马字母简单易辨，但有些病人却既说不出来也无法区分。而兰氏环视力表（Landolt C）中的图形排列与国际标准视力表别无二致，因此便显得对那些病人而言特别有用。兰氏环是一个有缺口的粗环，就像字母 C 一样，但却厚重得多。这张视力表向病人展示了一系列有缺口的粗环，开口分别指向八个方向。该视力表上虽然只有一个字母，但 Snellen 视力表的精髓却就在其中。兰氏环视力表摒弃了斯内伦的字母表，却给我们留下了一个诊断架构，就像是一座塔，一枚弹头或一个方阵。

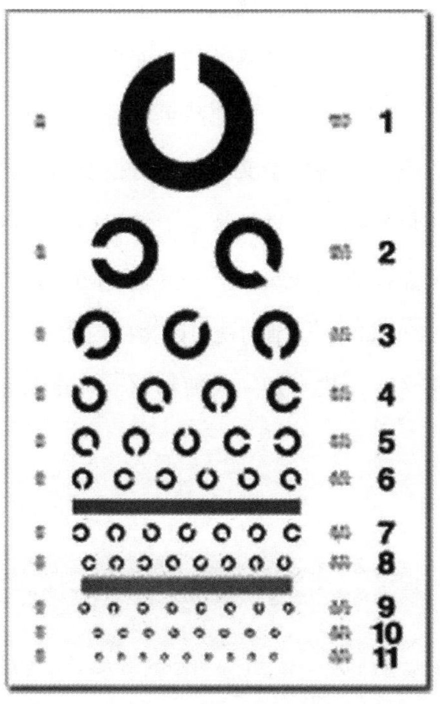

图 5.2 兰氏环视力表。

兰氏环视力表是由瑞士裔法国眼科医生爱德蒙·兰多（Edmond Landolt）（1846—1926）创建而成。我此前曾经提到过兰多对斯内伦的钦佩之情。作为索邦大学（Sorbonne）眼科实验室主任，兰多研究了这一时期最重要的一些问题。在关于眼力学的演讲中，
69 兰多展示了自己对视力测试的全面理解，其中也涵盖了斯内伦所做的工作，而他甚至曾经与斯内伦合作撰写了一篇重要的科学论文。兰多为很多病人做出过诊治，其中就包括十九世纪末二十世纪初一些最伟大的画家，例如德加（Degas）[32] 和莫奈（Monet）[33]，还有卡萨特（Cassatt）[34]，她的视力因为白内障而严重受损。不管你多久才会去参观一次博物馆，只要你去观赏过

32 埃德加·德加是印象派重要画家。德加富于创新的构图、细致的描绘和对动作的透彻表达使他成为十九世纪晚期现代艺术的大师之一。

33 克劳德·莫奈(1840 – 1926)，法国画家，被誉为“印象派领导者”，是印象派代表人物和创始人之一。

34 玛丽·卡萨特（1844 – 1926）是十九世纪末至二十世纪初期，极少数能在法国艺术界活跃的美国艺术家之一。

印象派（Impressionism）[35]的作品，你就会被同样的东
西所打动：不仅仅是色彩和笔触，而是看到世界上的
颜色后，会想象着如何将这个世界呈现在画布上。在
观察色彩方面，还有没有人会比印象派画家更胜一筹 70
呢？印象派既依赖于非凡的视觉又将其表现得淋漓尽
致。兰多博士当时便正在测试一些我们所知晓的观察
最敏锐的眼睛的视力。

如果我们能至少在一瞬间内化身为卡萨特、莫奈或德加等印象派画家，用他们的眼睛观察世界，世界会呈现出一副什么面貌呢？当然，我们所能看到的也不过是画作本身向我们传达的有关那些艺术家们的视觉信息而已。然而，最近对视觉分析的探索表明，我们有可能会对过去艺术家的视敏度获取更多的了解，特别是对视力丧失会有更加准确的认识。几十年

35 印象派兴起于十九世纪六十年代，兴盛于七十至八十年代，反对因循守旧的古典主义和虚构臆造的浪漫主义，十九世纪最后三十年，它成为法国艺术的主流，并影响整个西方画坛。代表画家马奈、雷诺阿和莫奈等都把“光”和“色彩”作为绘画追求的主要目的。

前，人们推测埃尔·格列柯（El Greco）[36]作品中呈现出来的拉长的身形是他视觉缺陷所致，但这种粗糙的想法已经让位于对艺术和视觉更加细致的思考。最近一篇发表在权威医学杂志上的文章探讨了我们可以从对一件现存作品的仔细研究中，推断出印象派画家视力下降的原因。以埃德加·德加为例，他的眼疾史为艺术史学家所熟知。一些聚焦于视觉分析的新技术表明，我们可以运用“眼科知识”，在艺术家生命中的某一特定时刻推断出关于其视觉质量的相当具体的信息。这项分析的负责人是迈克尔·马默（Michael Marmor）博士，他将分析的重点放在德加的著名作品《越野障碍赛马的场景：倒下的骑师》（*Scene from the Steeplechase: The Fallen Jockey*）上，这幅画目前在华盛顿特区的美国国家美术馆（National Gallery of Art）里展出。

德加在1866年创作了《倒下的骑师》，并对这

---

36 埃尔·格列柯（1541—1614）西班牙文艺复兴时期著名的幻想风格主义画家。

幅作品进行了两次重绘，第一次是在1880至1881年间，第二次是1897年前后的某个时候。这幅作品引人注目，部分原因在于德加在呈现作品主题时所表现出来的不 71

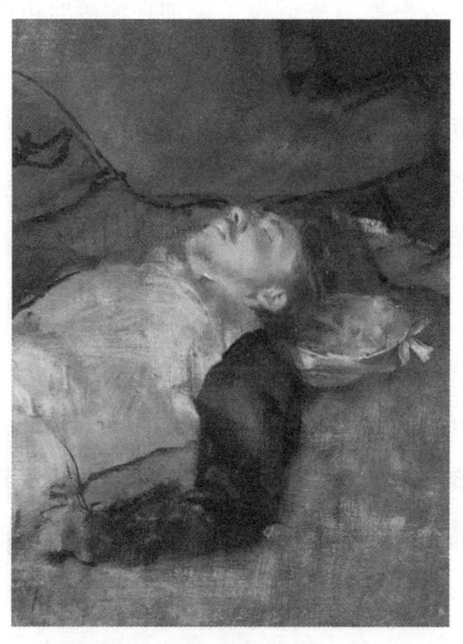

图 5.3　德加《倒下的骑师》（部分）。

同程度的专一性。

一开始，马默的计划似乎看起来有点疯狂。除了观察画布上的图像外，我们如何才能确切得知德加到底都看到了些什么呢？这也正是马默的分析工作所面临的挑战。马默首先假设了德加在绘画时可能将画布摆放的距离，并研究了这位艺术家随着时间的推移在
72 作品中所做出的各种改变。马默提出，我们所知道的德加在绘画技法上的改变并不仅仅是晚期风格的问题，而是由于他视力下降。马尔默认为，通过计算机技术，

> 艺术品的图像可以用高斯模糊（Gaussian Blur）[37]去焦，以匹配标准视力表上的线条（注意调整图像大小和观看距离）。几行线条提供的证据表明，德加的视力在1870年以前相当不错，但到1880年下降到20/60，到1890年下降到20/100，到1900年就已经下降到了20/200。

---

37 高斯模糊，也叫高斯平滑，是在Adobe Photoshop、GIMP以及Paint.NET等图像处理软件中广泛使用的处理效果，通常用它来减少图像噪声以及降低细节层次。

换句话说，我们可以想象埃德加·德加的视力测试结果，几乎就像他本人就在检查室一样。由于他患了白内障，他的视力从标准水平下降到20/200。

其他类型的视力也表自有其独特用途。二十世纪七十年代，澳大利亚国家视觉研究所（the National Vision Research Institute of Australia）制作了LogMAR对数视力表（LogMAR）。LogMAR表示最小分辨率的对数，它的名字来源于它在字母大小上使用对数级数的原则。这种视力表有时被称为贝利-洛维（Bailey-Lovie）视力表，以其开发者的名字命名。它也被称为Snellen视力表，但这一称呼并不准确。从其绘制方法来看，logMAR对数视力表显然是Snellen视力表的衍生品。

logMAR对数视力表的图形因为简单而优雅。与 73
Snellen视力表以字母E为塔尖的金字塔形状不同，logMAR对数视力的每一行都是一整行字母。这样做的好处是，病人可以在一组连贯的字母中辨别形状。在以Snellen视力表为基础发展起来的所有视力表中，logMAR对数视力表的使用最广泛。这份设计被称为斯隆设计（Sloan），是约翰·霍普金斯大学（Johns Hopkins University）路易丝·斯隆（Louise Sloan）博士在1959年的设计成果。她是低视力研究所（the Low Vision Institute）的负责人。关于视力测试的文献中经常提到斯隆的那些字母。

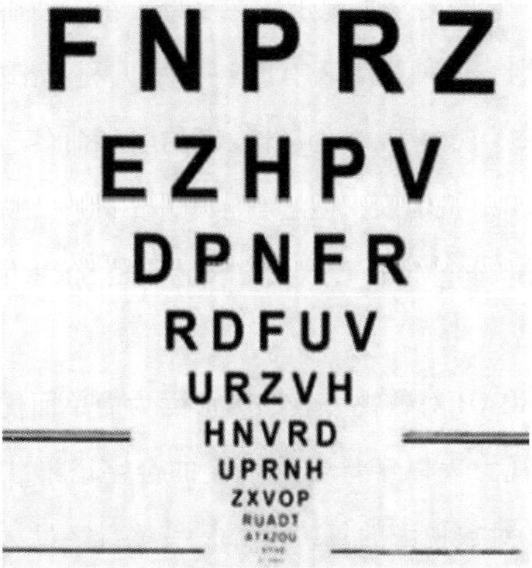

FNPRZ
EZHPV
DPNFR
RDFUV
URZVH
HNVRD
UPRNH
ZXVOP

图 5.4　logMAR 对数视力表。

其他类型的视力表还有很多，而且每种视力表 74
都提出了一种不同的精确测量方法以及一种不同的变量均衡。有些视力表针对的是一些特定人群，比如EDTRS对数视力表（尽管编辑跟我们所有人一样应该检查视力，但该视力表却并不是为编辑量身定制）。EDTRS是“Early Treatment Diabetic Retinopathy Study”的缩写形式，意思是糖尿病视网膜病早期治疗学会。与logMAR对数视力表的格式别无二致，EDTRS对数视力表的格式也因其结果的可重复性而得到认可，尤其在甄别糖尿病导致视网膜损害的最早证据方面尤为重要。

视力表的种类五花八门，诊断方式复杂，图形花样百出，专门针对某些特定测试群体。其中最夺人眼球的视力表是由乔治·迈耶尔（George Mayerle）在二十世纪初设计而成。他在旧金山（San Francisco）的一家店铺打出广告，宣传一位“德国眼镜专家”的服务。

迈耶尔视力表中心位置是专为文盲设计的视标，下面三行分别是一面美国国旗、一只眼睛和一个简单的黑点。右边分别是汉语、俄语和希伯来语版，左边则分别是英语、德语（德文尖角字体）和日语版。这是一位在旧金山从事眼镜行业的执业验光师的职业写照。我们特别要注意德国尖角字体版，因为这反映了迈耶尔自己作为德国医生的身份。这还表明，一个世纪前，人们期望德国受检者能看懂新哥特式结构的拉丁字母。1907 年，就在旧金山地震发生后不久，迈耶尔视力表问世。

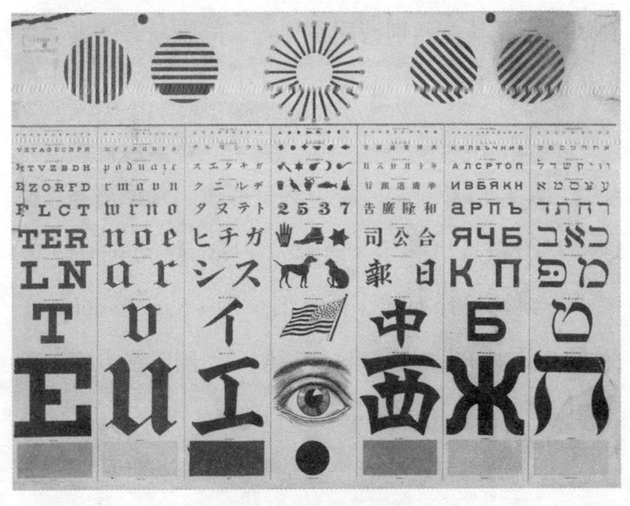

图 5.5　迈耶尔视力表。

在二十一世纪，从诊断角度而言，Snellen 视力表 75
可能会显得不合时宜。有些医学专业人士甚至打算彻底抛弃 Snellen 视力表，但该视力表却仍然是所有远距离视力测试方式的鼻祖。不论人们是想对其作出调整或以新方式取而代之，Snellen 视力表仍然表现得生机勃勃。至今仍然如此。

近距离阅读

77 我们经常做一些远距离的阅读活动：当然是说我们在开车的时候会遥望高速公路上的标志，或者，一旦路标的形状出现在地平线上，我们就会努力看清楚上面标识的目的地。那辆出租车的顶灯亮着呢吗？就是三个街区远的那辆？然而，我们阅读的大部分材料离我们的眼睛却只有几英寸远。

当你坐在医生的办公室，有人递给你一张小卡片时，医生就会告诉你，将其置于“适当的距离”，就好像这卡片是一本书或一份报纸，你能看到什么就把什么读出来。这张卡片由另一张不太知名的视力表发展起来。该视力表的设计者是与斯内伦同时代的爱德华·耶格尔·冯·杰克瑟尔（Eduard Jäger von Jaxtthal）。人们更习惯称他为爱德华·耶格尔。

耶格尔生于1818年，卒于1884年。他父亲也

是一名医生，曾担任过梅特涅（Metternich）[38]的私
人医生。小耶格尔是一位研究眼科问题的专家，他想
了解人们的实际阅读能力，比如阅读一本书、一份报
纸或一封信的能力，并发明了一种工具，旨在将这些
信息准确地展示出来。耶格尔将自己的诊断方式称为
“Schrift-scalen”或视力表（test-type）。为了测试距离，
Snellen 视力表将字母按竖直方向排列，但与 Snellen 78
视力表不同的是，耶格尔的视力表则要求受检者手持
测试文本——节选出来的散文片段，并将其放在一个
适当的（又是那个词）距离之内。

耶格尔视力表于 1854 年在维也纳（Vienna）首次以小册子的形式印刷出版，比 Snellen 视力表的视标问世提前了八年。经过多次修改和重新发行，耶格尔的小册子于 1909 年以德、法、英等三种语言发行了第十版。

耶格尔的小册子由一系列散文组成，通常是二十

38 克莱门斯·梅特涅（1773—1859），是十九世纪著名奥地利外交家。从 1809 年开始任奥地利帝国的外交大臣，1821 年起兼任奥地利帝国首相。

篇，按从小到大的字体顺序排列。小字几乎无法辨识，大字则站在房间外都能看得一清二楚。与所有的蜉蝣生物一般无二，十九世纪出版的《视力表》（*Schrift-scalen*）小册子也是不易保存的稀有文物。纽约医学院图书馆（New York Academy of Medicine Library）收藏了一本1857年在维也纳出版的第二版。这本小册子包括多个阅读片段，不仅有耶格尔的母语德语片段，还有英语、法语、意大利语、荷兰语、匈牙利语、斯洛伐克语、俄语、希腊语和希伯来语等片段。十种语言，十种不同的阅读感觉。在选择文本的过程中，人们可以在欧洲十九世纪中期多种语言共同使用的语境中勾勒出一种中欧意识。耶格尔的《视力表》小册子在诊断的外表下给人们提供了一个阅读世界。

耶格尔都选择让病人阅读什么呢？事实证明，这本书出奇的复杂甚至有些曲高和寡的意味。这些编了号的节选文章不仅字体大小不同，而且最有可能是大学毕业生的阅读材料。耶格尔的资料来源并不是测试的重点（他并没有指出文章的出处），而且在互联网出现之前，梳理出耶格尔测试文本的来源也会变成一

个在这个世界上令人倍感沮丧的游戏。耶格尔提供了 79
一些线索——作者的姓氏——给我们提供了一个着手点。德语、法语和意大利语的节选片段——也许这是他最希望能立即使用的三种语言——在这二十个测试文本中，每个片段都附有作者的名字。

这些作者的大名全都如雷贯耳：席勒（Schiller）、歌德（Goethe）、让·保罗（Jean Paul）、威兰（Wieland），接着又是歌德和席勒。测试文本的字体越来越大，最后便是最巨大的字母。耶格尔的德语系列测试文本的第十九篇取材于《还能有别人吗？》——歌德的作品。

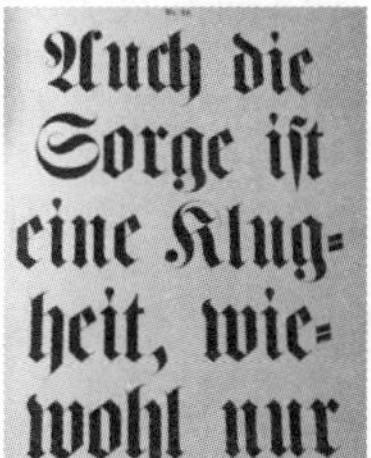

图 6.1 耶格尔视力表中的歌德作品节选。

上面写道："即使是麻烦也是一种智慧，尽管是一种消极的智慧"（Auch die Sorge ist eine Klugheit, wiewohl nur eine passive）。耶格尔当时一定认为，稍微学点哲学，就能让视力检查成为一项值得投入时间的活动。这段话出自著名的歌德杂谈录——《与艾克曼的谈话》（*Conversations with Eckermann*）一书中，
80 这是对这位伟大作家最著名的采访之一。最后一篇——耶格尔第二十个节选片段的荣耀落在席勒的身上，"Der Geist besitzt nichts als was er thut." 意思是：思想（或精神）除了它所做的（或创造出来的或完成的）东西之外，一无所有。这对病人来说既是一种安慰，也不是一种安慰。

意大利语节选片段的处理方式也一般无二。这些摘录的片段都编了号，在结尾处都标明了作者，而且每一段都出自不同的作品。与德国作家不同的是，所选择的意大利作家的代表人物都不太老迈，其中还包括记者、爱国主义者、剧作家等——文人墨客们陷入了一股文学大潮，但这股浪潮已经退去。

英语节选片段与众不同：二十个字体分级段落一

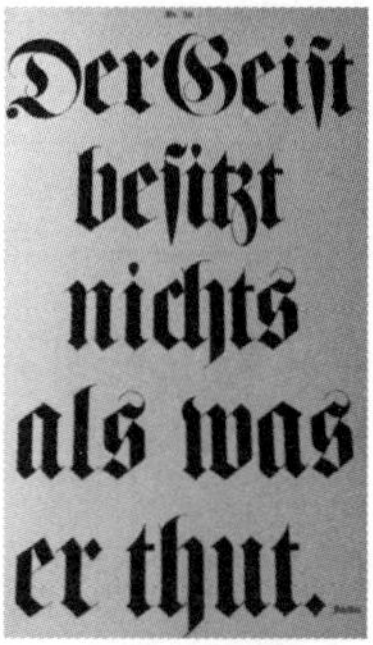

图 6.2　视力表中席勒作品的节选。

个接着一个，组成一篇长长的摘录节选，却只有一个签名——狄更斯（Dickens），出现在最后一个，也是最大的阅读文本的底部。这篇文本虽然字体大小不同， 81
但却全都出自年轻的狄更斯在十九世纪三十年代末出版的小说集《博兹札记》（*Sketches by Boz*）。所选文本到了原作句子中间便戛然而止，因此文本的结尾便有了扣人心弦之感。尽管狄更斯本人既是一位经常在期刊杂志上连载小说的作家，也是一位擅长悬念叙事的大师，但节选片段所营造出来的悬念甚至超过了狄更斯的原作。耶格尔在选择大多数片段时都是沿用此道，将一部作品中的所有段落按顺序组织到一起。挑选歌德、席勒和狄更斯的作品——从对哲学问题的反刍延伸到人物的方言土语——是耶格尔测试中典型的阅读材料，将病人的修养提升到了比我们想象的更高的水平。

1868 年，纽约的一家出版社发行了英文版的小册子，向读者呈现了“与爱德华·耶格尔的《视力表》相对应的那些段落”。在序言中，出版商赞扬了耶格尔，但也指出了耶格尔测试类型中存在的根本问题：“耶格尔教授所展示的系列测试文本对我们的诊断方法做出了重大贡献。诚然，就科学性而言，与一般的大小分级体系相比，该文本的大小分级体系并没有过人之处，但在某些方面这些文本却与其所代表的更加精准的检测一样行之有效。”

检测视力技术包括把一小段文字——耶格尔的一号测试文本或二号测试文本——拿到距离受检者很近的地方，然后再将文字置于不太容易辨认清楚的地方，并注意这两种距离之间的差异。然而，与斯内伦不同的是，耶格尔反对确立一个理想的阅读距离，而他的

这种反对态度，加上斯内伦强调更加严格的标准测试 82
距离的规定，使得荷兰视力表相对于耶格尔的完全不同的测试方法而言更具有竞争优势。然而，在耶格尔阅读测试出现的五十年后，即使其精确检测的问题仍然没有得到解决，但却依然受到重视。

如果说 Snellen 视力表后来成为视力测试中最容易识别的系统，那也并不意味着耶格尔的视力表在这一过程中被取而代之。耶格尔编纂的小册子让位给了耶格尔测试卡片，后者采用了最初的视力表理念，在简化前者的同时又增加了一些细节。一张耶格尔风格的阅读卡片甚至添加了几小节钢琴乐谱。

从设计的角度来看，耶格尔的小册子向我们展示了冷式排字世界的一斑，在从古腾堡（Gutenberg）[39]到铸造排字机的这段时期里，成块的金属被铸造成微小的铸字金属条。即便是二手书也可以告诉我们，先前的读者看重的是什么。一名十九世纪的印刷专业学

39 约翰·古腾堡（1398—1468），德国发明家，是西方活字印刷术的发明人。

生仔细阅读了耶格尔的小册子，并在英文版的那几页上为每个节选段落作了注解。这位读者在每个段落上都标注一个表明该段字号大小的名称，这些名称对于现代人来说颇为陌生。有些听起来就像是传统婚礼礼物的替代品：珀尔（Pearl，本意为珍珠）、埃格特（Agate，本意为玛瑙）、半派卡（Non-pareil，本意为极品）、布尔茹瓦（Bourgeois，本意为资产阶级）——然后便是那些在过去比现在更广为人知的字号：小派卡（pica）[40]、英语、六行派卡、七行派卡。每个名称都是人们在使用打印机时可能用于描述页面文本字号的熟悉名称。读者的求知欲在耶格尔的这本小册子上一览无遗，而这本书也成为记录印刷风格的术语辞典。

83 一个多世纪以来，耶格尔的视力表在标准的视力检查中一直占有一席之地。对于我们这些研究人文学科的人，尤其是那些从事文学工作的人们来说，有一

40 1886年全美活字铸造协会以派卡（pica）为基准制定派卡点数制，规定1派卡约等于1英寸的六分之一，1派卡就是12点，Nonpareil是1派卡的一半，也就是说，1派卡＝4.217毫米。1点约等于0.3514毫米、0.01383486英寸，6派卡＝0.996英寸。派卡相当于我国新四号铅字的尺寸。

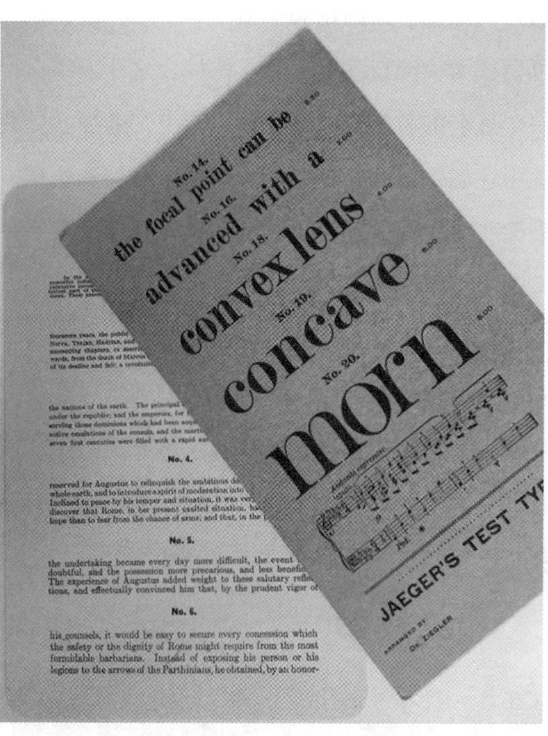

图 6.3　耶格尔的阅读卡以及附有钢琴曲谱的阅读卡。

种诱惑从未消退，那就是：特别想要区分出耶格尔的手持文本卡片和二十英尺外悬挂着的 Snellen 视力表之间的异同之处。斯内伦和耶格尔，一远一近：他们二人可谓视力检测技术上的合作伙伴，这让人不由得想起一个著名的教学实践。在英语课上，老师教导我们
84 要集中注意一篇文章的单词、句型、结构和语调。此法人称“细读法（close reading）”，与近视无关。

从文学角度而言，细读法的历史可以追溯到二十世纪初 I. A. 理查兹（I. A. Richards）[41] 和 T. S. 艾略特（T. S. Eliot）[42] 的批评著作，并成为战后文学批评人士所公认的分析模式。我们都是在这种或那种形式的细读法中成长起来的，学习仔细观察、认真思考每一个段落、每一行文字、每一个词，关注节奏和韵律、隐喻和重复，

41 I. A. 理查兹，英国文学评论家、语言学家、诗人。1923 年与奥格登合著《意义的意义》一书，试图通过语义学解决哲学问题，因此被三十年代在美国兴起的“普通语义学”哲学流派奉为先行者。

42 T. S. 艾略特，诗人、剧作家和文学批评家，诗歌现代派运动领袖。诗作《荒原》为他赢得了国际声誉，被评论界看作是二十世纪最有影响力的一部诗作。

然后再急急忙忙地去讨论符号和意义。文学阅读实践
与医学诊断有着异曲同工之处。慢慢读，寻找证据，
做笔记，在可能的情况下按照标准程序来，特别注意
那些看似微小的变化和细枝末节，通过仔细观察寻找
那些毫不起眼的东西所告诉我们的那些事情，最重要
的是，倾听病人或文本所要传达出来的信息。不过，
也不要单纯依赖病人或文本的陈述。这就是细读法，
这就是我们学习诗歌的方式，诗歌是我们所拥有的最
复杂、最具抵抗力、最具启发性的组织词语的形式。
社会形态、政治、心理分析、性别理论——所有这些
都是细读法的劲敌，但却并不是为了让我们从此停止
细读。相反，这些思维方式通常被温和地描述为“文
学手段”，依靠细读法才能走得更远。细读法从来都 85
不是文学思考的唯一途径。

如今，我们的阅读能力已经超越了细读，但电脑却早已经改变了我们生活的方方面面，包括我们学习文学作品的方式。随着网络批评和数据挖掘的兴起——更常见的说法是“数字人文（digital humanities，简称DH）”——我们被鼓励在“远程阅读”的标题下思考

大量的文本数据。例如，一个远程阅读项目可能会研究上千本关于婚姻的小说——不管这些小说是传世佳作还是“读了就扔”的平庸之作——谈论金钱的方式。想要从三万英尺（约合九千米）的高空欣赏风景，这是一种宏观的想法。在十九世纪的美国小说中，包括从那以后没人读过的书中，有多少婚姻最终都是以经济崩溃告终？这能告诉我们人们是如何想象家庭结构的复杂性的吗？

如果我们把这些阅读文学作品的方法看作是通过阅读文本上下文的方式，那么细读法和远程阅读的实践就会突然与眼科检查的结果产生共鸣。斯内伦和耶格尔听到这些文学术语会感到惊讶，或者至少会对他们自己的诊断程序之外的“近”和“远”的含义感到困惑，但如果我们仔细探究，就能找到两者间的相似之处。斯内伦的视力表强调距离，要求的是一种绝对意义的阅读——从白色背景下挑出一个字母，用曲线
86 和笔画标识出来，但没有任何意义。因此，斯内伦的视力表就像是在实验室里阅读。

耶格尔的视力表却与此不同。耶格尔不仅仅要求

在检测视力时眼睛和物体之间的距离更小。与斯内伦的绝对标准不同，耶格尔在测试视力的同时也承认了背景的重要性。人们通过识别这个单词或单词的一部分将其读出来，然后利用自己所知道的关于句子如何运作的所有知识，以及接下来最有可能出现的词性，继续阅读下一个单词。当然，这就是我们所说的普通意义上的阅读。

今天我们可能会用不同的眼光来看待耶格尔的作品。如果当时《视力表》的小册子还没有问世，那么它可能就只是前卫的乌力波集团（Oulipo）[43]的一个写作项目而已，该集团在独特的自定规则下组织实验。乔治·佩雷克（Georges Perec）[44]创作了一本小说，英译版名为《虚空》（*A Void*）。在整部小说中，

---

43 Oulipo 为 Ouvroir de littérature potentielle 缩写，音译“乌力波”，直译“潜在文学工场”，是一个由作家和数学家等组成的打破文本界限的松散的国际写作团体，1960 年出现在法国，其成员至今活跃于世界文坛。

44 乔治·佩雷克（1936—1982），法国当代著名的先锋小说家，他的小说以任意交叉错结的情节和独特的叙事风格见长，他的《生活的使用指南》是法国现代文学史上的杰作之一。

佩雷克自始至终没有使用过字母“e”。另一位著名的乌力波人物是意大利作家伊塔洛·卡尔维诺（Italo Calvino），于 1985 年去世，享年 61 岁。他的文体创新与耶格尔小册子所提供的内容最为接近，因此备受推崇。在小说《寒冬夜行人》（*If on a Winter's Night a Traveller*）中，卡尔维诺给读者提供了一套复杂的叙述手法。这部作品的情节，就像它表面上看起来的那样，是由一系列故事组成，但每个故事都在下一个故事开
87 始之前就戛然而止。卡尔维诺的小说以一扇又一扇永不关闭的门为序，将梦境叙事的后现代世界融入其中。然而，这本小说也让人不由得想起《视力表》一书在几种不同语言之间梦幻般的过度，从荷兰语到匈牙利语再到斯洛伐克语。

1875 年出版的《视力表》有其从一种语言到另一种语言的梦幻般的转变。人们认为，该书作为诊断工具，展示了美国内战结束后的十年里涌现的优秀段落。只不过所选择的那些作家却令人大感意外。拉丁

文本来自塔西佗（Tacitus）[45]，德语文本源自流行的浪漫主义作家海因里希·海涅（Heinrich Heine）[46]。其他作家的名字我们便无从得知了。在法语文本中，所选段落摘自于十九世纪早期的瑞士作家、漫画家鲁道夫·托普弗（Rodolphe Topffer）的作品。1837 年，托普弗出版了《木头先生的故事》（*Histoire de M. Vieux bois*）——这本书图文并茂，有时被称为第一本漫画书。意大利语的文本节选自西尔维奥·佩利科（Silvio Pellico）的作品。佩利科是意大利复兴运动（Risorgimento）爆发之前的作家和爱国者。佩利科生前以《我的狱中生活》（*Le mie prigioni, My Prisons*）一书而闻名于世，这本回忆录记录了他因为支持意大利民族主义者而遭到监禁的十年狱中生活。荷兰语的文本摘自于西蒙·斯泰尔（Simon Styl）的著

45 塔西佗（约前 55—120）是古代罗马最伟大的历史学家，他继承并发展了李维的史学传统和成就，在罗马史学上的地位犹如修昔底德在希腊史学上的地位。

46 海因里希·海涅（1797—1856），德国著名抒情诗人和散文家，被称为“德国古典文学的最后一位代表”。

作。西蒙·斯泰尔是十八世纪晚期的作家，1774 年出版了《荷兰的崛起与辉煌》（*De opkomst en bloei der Vereenigde Nederlanden, The Rise and Flowering of the United Netherlands*）一书。

88 这本小册子收录了十九世纪美国外交官约翰·洛斯罗普·莫特利（John Lothrop Motley）用英语撰写的一篇文章。莫特利四处游历，养活了一家人而且显然不懂荷兰语，但他撰写了荷兰共和国的通俗史。莫特利最喜欢的主题是荷兰人不屈不挠的精神，下面这段话摘自于他以此作为主题的一本书。书中写道：

> 高卢部落（Gullic tribes）投降了，要求和平。甚至巴塔维亚人（Batavians）也厌倦了这种无望的战争，而时运在反复无常地徘徊之后，终于站到了罗马人的身边。如果西维利斯（Civilis）大功告成，他就会被神化。然而，尽管他具有英雄气概，他的铩羽而归却最终令他遭人厌嫌。但巴塔维亚人也并不是一个可以被压垮的民族，他们在罗马遭受统治的时间没那么长，因此在政治上

> 也没有被野蛮的德国人击垮。他们也不应该被当做和平的祭品献给深藏仇恨的罗马。我们隔着莱茵河（the Rhine）观察着整个叛变的进程和民族的衰败

二十一世纪的眼科检查会要求病人阅读“而时运在反复无常地徘徊之后，……”这样的文本吗？与《视力表》一书中的其他文本一样，莫特利的这段话足以让我们对接受十九世纪视力检测的个人阅读水平和成熟度感到好奇。

耶格尔的视力表将真正的阅读带入了诊断过程，并承认，在多种语言中，阅读单词总是比阅读符号更复杂，即便这些符号是按照字母顺序排列而成。我们 89
在坐着接受视力检查时，可以像医生所要求的那样，将耶格尔的阅读卡片放在一个适当的距离，我们还可以阅读卡片上所提供的段落，不管其内容是关于罗马战争、脆弱世界中的良善，还是其他不那么耸人听闻的话题。然而，对于耶格尔视力表所具备的美妙而又奇怪之处，我们却无法回避，因为在这些测试文本中，

语言所发挥的作用竟与语言无半点关联。

在视力检测掩盖下的那些文本简直可以称为行为艺术作品了。

自寻烦恼

当你在浏览尖端印象零售公司（Sharper Image） 91
的网站时，会发现网站上销售的产品可以净化空气，可以为你提供按摩，让你的汽车在技术方面显得更加适应潮流发展，让你的后院变得井井有条，给你的孩子们提供各种娱乐，让你的男性空间显得更加高贵。当然，网上还有大量眼镜出售，种类齐全——折叠式眼镜、偏光眼镜、帮助你找到高尔夫球的眼镜、专门应对长时间打电子游戏的眼镜……如果你痴迷于现实中的一切，还想要立即重新体验一遍现实，那么该公司给你提供了带有隐蔽摄像机的太阳镜，这样你就可以在观察现实世界的时候将你看到的一切拍摄下来，以后再进行回放。图像的清晰度是该公司眼镜系列的卖点之一，但总的来说，根据该公司的介绍，如果你购买这些产品，你就会显得无比睿智。

视力表测量的是视觉的敏锐程度。Snellen 视力表以其经济的形式和巧妙的测量体系提供了一种简单的
92 方法将视觉按敏锐程度分类。有了这些信息，眼科专业人士可以就如何处理弱视和散光等问题提出建议。镜片经过精心制作后可以帮助受检者看得更清楚——不是为了放大图像，而是为了使图像更清晰。

然而，视敏度似乎并非总是完美无缺。事实上，这本身可能就是一种症状表现。

在犯罪学的历史上，意大利医生切萨雷·龙勃罗梭（Cesare Lombroso）是大名鼎鼎、最有影响力的人物之一。龙勃罗梭生于 1835 年，他提出了一种犯罪返祖论。他认为，罪犯是原始人类状态的回归。1876 年，龙勃罗梭出版了《犯罪人论》（*L'uomo delinquente, Criminal Man*），这本书详细解说了他的职业重点。龙勃罗梭以一种强大而又悲观的宿命论的人性观点来理解犯罪心理。在他以前也曾有人试图查明罪犯、堕落者和疯子的身体特征。十九世纪的小说充满了这样的讽刺。龙勃罗梭则提供了系统的解说。

龙勃罗梭决心证明，可以从一个人的脸庞和脑袋

的形状看出他是否具有犯罪倾向。龙勃罗梭进一步发展了这一想法，他利用先进的摄影器材，以确保他认定的罪犯类型的视觉词汇真实有效。（“黑人”和“蒙古人”是龙勃罗梭用来确定工作取得进展的负面分类。）龙勃罗梭在整理罪犯的头像时，提出了一种堕落的体征词汇。那些就是“天生坏种”的家伙有一些共同的生理特征——额头倾斜，五官不对称，耳朵大，鼻子 93
短而扁——这些都是天生就具有犯罪倾向的线索。对罪犯的五官进行测量、辨别，便可以将所得数据用作预测犯罪的工具。即便在他那个时代，龙勃罗梭的“侦查”方法也并非没有争议，但却对犯罪行为的研究产生了很大的影响。

如果罪犯与我们其他人截然不同，那么他们感觉器官的运作方式是否也迥然相异呢？根据龙勃罗梭的研究，即使是异乎寻常的上佳视力也可能会与不良行为有关。罪犯和诚实公民的视力一样好吗？为此，斯内伦的视力表便被用来识别犯罪类型。十九世纪晚期出版的一本《心理医学词典》（*Dictionary of Psychological Medicine*）记录了谋杀犯和小偷在斯内伦测试中的检查情况：

> 奥图蓝吉（Ottolenghi）在露天地用 Snellen 视力表检查了 100 名罪犯的视力，同时采取了各种预防措施，以确保检查结果的一致性和准确性。检查结果如下——
>
> 平均视力 82 个小偷 =1.8
>
> 18 个杀人犯 =2.2
>
> 100 个罪犯 =2.0
>
> 其中一个杀人犯的视力极佳（视力 =3）

该实验报告——“各种各样的预防措施”以及其他所有措施——旨在揭示与罪犯视力有关的可测量数据。在一个由 100 人组成的抽样检查中，实验者自信
94 地将杀人犯划归为一类人，而小偷被归为另一类人（那些偷了东西后来又杀人的家伙怎么处理呢？所有被判杀人罪的罪犯真的具有可比性吗？）据推测，上述报告的数字略高于无辜男女可能“期望”达到的目标，

不过最引人注目的似乎是罪犯的基本分类。因此得出的结论是：杀人犯的视力明显比小偷敏锐得多。报告甚至挑出了一个例外情况，一个目光敏锐的杀手的视力异常敏锐——俨然一个由数据催生出来的惊叹号。也许视力比一般人好一些的罪犯的确能够犯下最严重的罪行。

龙勃罗梭的观点使科学家们更加执着于找出那些触犯法律之辈所共有的特征。这一理论衍生出各种各样的变体和测试。杀人犯可能在斯内伦测试中得分很高，但并不意味着罪犯体内的所有感官的功能都得以“增强”：测试评估了罪犯“味觉迟钝”等感官能力——大概是因为缺乏细腻的味觉。（人们只会对要求罪犯辨别味道之举感到不可思议。）这些检查还报告了罪犯性早熟的程度，暗黑地将其描述为“自然和非自然的形式”。

龙勃罗梭的分析过程（就像他同时代的一些人所做的那样）应该会让我们觉得，充满了阶级偏见和种族偏见，但他的努力预示着现代社会对入侵式监控的恐惧，这令人深感不安。在米歇尔·福柯（Michel

95 Foucault）[47]的“全景敞视（all-seeing panopticon）”和追踪你一举一动的苹果手机之间，存在着龙勃罗梭犯罪学学派。该学派鼓励人们相信，对犯罪心理和犯罪躯体——或许是每个人的心理和躯体——的全面了解，是实现公共安全的必要前提。

如果不是我们如今被监视得发狂的话，龙勃罗梭的想法现在似乎只应该是我们奉行优生主义的糟糕过往的一部分而已。然而，在对细节的关注上，特别是摄像机可靠的输出所提供的新细节上，我们可能会以略微不同的方式看待这位意大利犯罪学家的工作。虽然结论可能不令人信服，但龙勃罗梭的研究项目关注的是细节，而最近摄影技术又使这种关注成为可能。

这种视觉分类体系与美国艺术史学家伯纳德·贝伦森（Bernard Berenson）的鉴赏力遥相呼应。贝伦森和龙勃罗梭属于同时代人，但年龄要小一些。伯伦森原名贝纳德·瓦尔弗颜斯基（Bernhard Valvrojenski），

---

47 米歇尔·福柯（1926—1984），法国哲学家、社会思想家和思想系统的历史学家。

1865 年出生于立陶宛，是意大利文艺复兴时期最有影
响力的艺术权威之一。他展示了镀金时代（the Gilded
Age）那些百万富翁们所钦佩、所希望得到的东西：
一种确定早期绘画大师作品（Old Masters）作者身份
的自信能力。贝伦森借鉴了艺术史学家乔瓦尼·莫雷
利（Giovanni Morelli）所开创的调查技术（莫雷利也
是一名医生兼解剖学教师，这并非巧合）。贝伦森的
专业技巧和他在推广艺术方面所取得的成功使他成为
二十世纪早期最重要的艺术顾问之一，而他所处的那
个时代也是收藏的伟大时代（the Great Ages of Collect-
ing）之一。继莫雷利之后，贝伦森的技术在一定程度
上基于他对细节的观察，而其他人却忽略了这一点。 96
正如在鉴赏一幅可能是也可能不是波提切利（Botticel-
li）[48] 的作品时，贝伦森关注的是作品中有关手指和手
的细节。在一些不太知名的评论家们仔细端详着一幅

48 桑德罗·波提切利（1446—1510）是十五世纪末佛罗伦萨的著名画家，欧洲文艺复兴早期佛罗伦萨画派的最后一位画家。受尼德兰肖像画的影响，波提切利又是意大利肖像画的先驱者。最著名的是他的圣母子像。

圣母像（Madonna）上圣母的脸庞时，贝伦森仔细观察的是他认为画家（不管这位画家是谁）相信观众不会去关注的那些地方。鉴赏家贝伦森和犯罪学家龙勃罗梭在症状学方面同样都极具天赋。其他观察者如果不像他们二人那么敏锐，就会忽略掉他俩所关注的细节。虽然贝伦森和龙勃罗梭所采取的方式不同，但却都是注重细节之人。

在 1900 年后不到十年的时间里，解释性艺术、科学和伪科学的发展波澜壮阔。1900 年，龙勃罗梭的主要作品被翻译成英语，弗洛伊德出版了《梦的解析》（*The Interpretation of Dreams*）。弗洛伊德的精神分析法勾画出了一份通往思想空间的指南，与龙勃罗梭和贝伦森如出一辙，这位维也纳医生的方法同样也依赖于对容易被他人忽略的细节的关注。他们几个人的研究项目提醒我们，人的身体变得多么简白易懂——或者看起来已经变得非常浅显易懂。贝伦森观察手指，龙勃罗梭研究额头、耳朵的形状和视力，弗洛伊德解读语言，梦境和焦虑被写进言语的空间之内。

病人对梦境的描述变成了一种决定病人不能说什

么的方式。梦的解析是一种令人倍感神奇的过程，其根源可以追溯到《圣经》或更久远的时代，但弗洛伊德提出，有意识的病人无法看到或无法知道的东西都 97
可以通过对梦境的仔细分析而被释放出来，就像利用言语重新构建起来的那样。让维也纳和全世界都为之震惊的是，弗洛伊德的研究揭示了一种隐蔽性的东西，一种永远存在却又看不见的东西：一种创伤、一种恐惧、一种欲望、一种记忆。弗洛伊德记录了他与病人的相遇，并在《梦的解析》中加以详细描述，而朵拉（Dora）、安娜·欧（Anna O）、狼人（Wolf Man）以及其他病人的经典案例都是视觉文件——不是用视力表测试的视力，而是视觉。

在弗洛伊德生活的那个世纪里，各种复杂难懂的秘密等候人们去发现。罗夏墨迹测验（Rorschach test）便是其中最著名的一种测试方法。在这种测试中，在受检者看来，被折叠起来的纸上投射出的墨迹不是蝴蝶就是阴茎。瑞士精神病学家赫尔曼·罗夏（Hermann Rorschach）一直致力于开发一种诊断精神分裂症的检测方法。1921 年出版的《心理诊断法》（*Psychodiag-*

nostik）一书奠定了他的声誉。罗夏于第二年去世，年仅 37 岁。他的测试方案是基于一系列的墨迹图像，并由他的追随者做出进一步的开发和扩展。对墨迹感到困惑不解的并非只有赫尔曼·罗夏一人（不过作为弗洛伊德学派的一员，他知道有时候墨迹并不仅仅是墨迹而已），但他却将这一过程提升到了一个新高度，令人们注意到了这一过程的存在，并令自己获得了知名度。罗夏已经令各种墨迹变成了一种具有弗洛伊德风格的视力表。

用墨迹制作艺术图像的过程被称为“klecksography（墨迹联想图）”，该词源自德语单词“klecks”，意为“墨迹（inkblot）”，曾经是一种儿童游戏。（年
98 轻的罗夏非但通晓这一游戏，而且显然他对这一游戏了如指掌，因此赢得了“墨迹高手”的绰号。）尽管人们对于罗夏墨迹测验仍然存在争议，但该测验不但成为二十世纪心理测试的一部分，而且还在流行文化中成为诊断治疗的一个窗口。当时都有谁知道这些墨迹究竟意味着什么？或者能揭示出什么来呢？其中最著名的一个例子莫过于丹尼尔·凯斯（Daniel Keyes）

于 1959 年发表的短篇小说《献给阿尔吉侬的花束》（*Flowers for Algernon*）。该小说讲述的是一个智力有缺陷的人的故事，主人公名叫查理（Charlie）。查理接受了一系列的测验，其中第一个就是他所谓的“原始测试”。直到光怪陆离的二十世纪六十年代，人们对罗夏墨迹测验日渐迷恋，使墨迹成为人们广泛感兴趣的话题。

社会态度已经发生改变，但罗夏墨迹测验却从未真正消失。2009 年，《守望者》（*Watchmen*）系列漫画小说被改编成电影，将故事中的义务警员反英雄（antihero）主人公罗夏搬上了银幕。如果主人公的名字就是罗夏，那么一切就都将会是一场测验。如今，你可以买到盒装的“罗夏：墨迹派对游戏（Rorschach: The Inkblot Party Game）”，盒子前面写着“派对的完美选择！”此举纯属多余。不过，“斯内伦派对游戏”之类的东西却从未出现，可能这只是那些游戏制造商对此缺乏关注的结果，让我们也得以免受一些适用于年龄在十八岁以上人群的视力测试。这也应该是派对的完美选择。

现代诊断就是寻找弱点，如果问题出现了，就要
99 寻找解决问题的方法。与精神分析、墨迹测验和以摄影为基础的伪科学相比，斯内伦的视力表给人一种相当温和的感觉。评估眼睛问题的严肃工作仍然掌握在眼科医生的手中，他们需要仔细观察这个器官本身。视网膜脱落，白内障使晶状体增厚并遮挡光线——用视力表来评估这些情况已经不合时宜，矫正治疗什么的就更无从谈起。尽管如此，我们还是倾向于把眼睛的问题归结为眼镜能解决的问题。

如果视力不好也需要吉祥物代言的话，那么人们最熟悉的代言人莫过于和蔼可亲、脾气暴躁的马古先生（Mr. Magoo）了。马古先生是美国联合制作公司（UPA）动画工作室在 1949 年创造出来的一个人物形象，他是一位上了年纪的绅士，身材矮小、秃顶、近视。马古先生衣着整洁，带着无限的好奇心探索着周围的世界，他性格开朗，偶尔会产生一种挫折感，但这种短暂的挫折感就像夏天的暴雨一样转瞬即逝。与由老鼠、兔子和郊狼组成的充满生机的动物园不同，马古先生一直都是人类，他的冒险经历更多的是在巴斯

特·基顿（Buster Keaton）[49] 等默片喜剧之神所创造出来的世界里，而不是在迪士尼那富有创意的动物帝国里。马古先生非常受欢迎，在狄更斯经典的《圣诞颂歌》动画版中扮演斯克鲁奇（Scrooge）；在 1962 年上映的故事片《马古先生的圣诞颂歌》（*Mr. Magoo's Christmas Carol*）中，马古先生再次现身，在节日期间重现辉煌。

马古先生的世界是因为他看不清楚到底是什么在盯着他的脸看而形成的。达萨在十七世纪描述了马塞洛所遭遇的半扇羊肉的问题，而这正是马古先生在现代的日常经历，不同的是，没有人会告诉昆西·马古（Quincy Magoo）先生，他犯了一个可怕的错误。即使有人会说，马古先生也不会在意。演员吉姆·巴克 100
斯（Jim Backus）将马古的形象塑造得栩栩如生，赋予了他在动画电影中最独特的一种嗓音，也使马古成为二十世纪六十年代最知名的一个动画人物。马古先

49 巴斯特·基顿，（1895—1966），美国默片时代演员及导演，以“冷面笑匠”著称。主要作品有《福尔摩斯二世》和《将军号》《七次机会》等。

生对这个他几乎看不见的世界的喜爱之情保护了他，使他免受自身的限制，但围绕着马古与世界的斗争而发生的故事则让人们惊喜地发现，即便人类自身存在种种局限性，但人类却仍然能继续存在下去。1957 年，马古先生获得了他两项奥斯卡奖中的第一项（该奖项授予了斯蒂芬·布苏斯托，他不仅是这部获奖动画片的制作人，而且还是获得提名的所有三部影片的制作人）。在动画片《马古先生的小车》（*Mr. Magoo's Puddle Jumper*）中，我们这位患了近视眼的主人公买了一辆古董电动汽车，然后带着他侄子沃尔多（Waldo）
101 去兜风。马古把车直接开进了大海。马古一边开车，一边对水下交通状况和比佛利山庄的状况发表评论，这是好莱坞圈子内部的一个笑话。马古先生是个大学毕业生，毕业于罗格斯大学（Rutgers University），有着浣熊皮的精神，这种精神曾经代表着简单的校友热情。这一细节设置很巧妙。但即使是马古先生也不得不面对诊断这一现实，就像他在那次视力测试中所做的那样。

他面临的视力检测是由动画师构思出来的，尽管形式不同，但字母的选择不太可能是斯内伦的风格，而且也不像是斯内伦的风格。与身处非动画世界中的我们不同，就算马古用视力表测了视力也不会有任何结果。此外，马古先生的视力问题让我们更容易忍受自己的视力问题。他是一个接受验光师检查的普通人，脾气古怪但又温柔亲切，他演绎的是我们自己与可视世界之间无法解决的矛盾冲突。

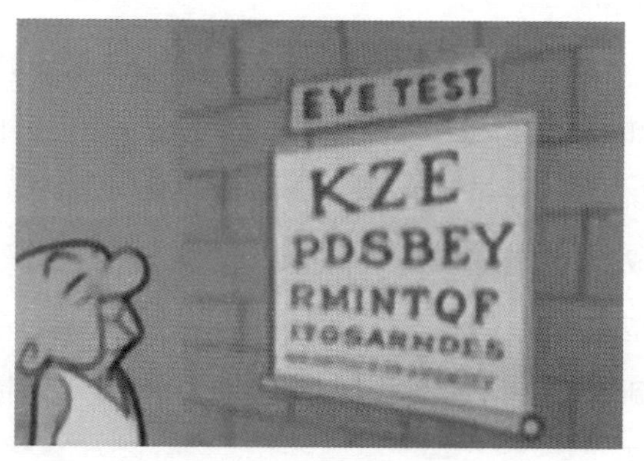

图 7.1　马古先生顺利地通过了他不太可能通过的视力检测。

视觉恐怖

103 我们知道视力检测的过程都包括些什么：眼药水、等待、模糊的视力、担心自己的视力下降（下降了多少？在我这个年龄段是不是正常现象？）。人们在检查视力时可能会感到焦虑不安，但实际情况可能会变得更糟。

1816年，普鲁士出生的作家E.T.A.霍夫曼（E.T.A. Hoffmann）出版了《睡魔》（*The Sandman*）一书，给孩子们带来了《胡桃夹子》（*The Nutcracker*），却给成年人带来了噩梦。在众多作品中，它是恐怖幻想类型的杰作，就像卡夫卡的故事在一个世纪后会令人感到不安一样，这部作品讲的就是关于视力和眼镜的故事。

在《睡魔》中，一个奇怪的人物来到纳撒内尔（Nathanael）的家里，与纳撒内尔的父亲进行了一番激烈的交谈，随后，纳撒内尔的父亲便突然去世。因此，这个怪人令年轻的纳撒内尔心神不宁。这位访客，或者他的幽灵，重新出现在这个年轻人的生活中，这次他成了个出售义眼和袖珍望远镜的小贩。当这个神秘人物和他女儿搬到隔壁时，纳撒内尔站在窗口凝望，一下子就被那个奇怪的、一动不动的年轻女子给吸引
住了。纳撒内尔在一次舞会上与她偶遇，欣喜若狂之 104
余便将自己心爱的克拉拉（Clara）抛诸脑后。我们都发现了这个女子是个机器人，她的眼睛是义眼，但只有纳撒内尔一个人看不出来“女儿”是否是个活人。

为了保持住自己脆弱的理智，纳撒内尔准备和克拉拉一起离开小镇。他们爬上市政厅的塔楼，想最后再看一眼这座小镇。然而，就像希区柯克[50]的《迷魂记》（*Vertigo*）[51]一样，在塔楼里也会有坏事发生。当纳撒

---

50 阿尔弗雷德·希区柯克（1899—1980），电影导演，编剧，制片人，尤其擅长拍摄惊悚悬疑片，电影悬念大师。

51 《迷魂记》是由阿尔弗雷德·希区柯克执导，詹姆斯·斯图尔特、金·诺瓦克主演的悬疑片。该片讲述了私家侦探斯考蒂受加文·艾斯特所托去跟踪马伦，并由此引出一桩命案的故事。1958 年在美国上映。2007 年该片入选美国电影学会评出的“百年百佳影片”。

内尔再次看到那个困扰着他的怪人时，他先是打算杀死克拉拉，在功亏一篑后便丧失了理智，疯了。

霍夫曼的小说聚焦于主人公纳撒内尔的恐惧，以及在其短暂的一生中，纳撒内尔这个具有威胁性的人物在不同的时间点上所展现出来的怪怖外表，或者说是假想的外表。至于那个人造女孩以及控制她的机械装置，对霍夫曼塑造主人公而言至关重要。那么那些看不见东西的义眼又发挥了什么作用呢？这个故事描述的是何种视觉呢？

小说本身并非一种工具，但这个特殊的故事因其诊断用途而闻名，而弗洛伊德也在 1919 年发表的文章《怪怖者》（*The Uncanny*）中将其描述为诊断用途。对弗洛伊德来说，所谓怪怖者就是既熟悉又陌生的东西，既“heimlich”（德语“亲切的，熟悉的”）又“unheimlich”（德语“陌生的”），正好相反。幽灵既是熟悉的，也是陌生的，因此也是恐怖的根源。然而，这种恐怖是一种异常强大而又持久的恐怖，因为它并没有将这个受到惊吓的家伙随便带到某个陌生的环境里，而是将其带到了最陌生的环境：家。

《睡魔》情节结构的设置出乎意料，如梦境一般。105 小说被改编了很多次，每次改编都淡化了霍夫曼讲故事的那种断断续续的形式。同时，霍夫曼最初的故事里便充满了漏洞或缺陷，如果可以把小说视为一具肉体的话，那么这种缺陷便可以用假体加以修复。强化的肢体、人造身体、器械：这些富于戏剧色彩的材料为经典芭蕾舞剧《葛佩莉亚》（*Coppélia*，1870）奠定了基础，该剧由列奥·德里勃（Léo Delibes）作曲。此外，也给雅克·奥芬巴赫（Jacques Offenbach）备受推崇的歌剧幻想曲《曲终梦回》（*Les contes d'Hoffmann, The Tales of Hoffmann*）的创作奠定了基础。该剧于 1881 年首次公演。在奥芬巴赫的歌剧中，主人公霍夫曼讲述了三个爱情受挫的故事(或者更确切地说，应该是扭曲的爱情故事）。第一个故事聚焦于美丽的奥林匹亚（Olympia）。她陷入了一场从本质上说就是两个男性创造者之间的监护权之争。就在她被彻底摧毁前的一刹那，真相公诸于世，她只是一个洋娃娃。

由迈克尔·鲍威尔（Michael Powell）和埃默里克·普雷斯伯格（Emeric Pressburger）组成的英国电

影摄制组将这部法国歌剧变成了一部令人难以忍受的怪异的英语电影。歌剧、电影以及像芭蕾舞剧《葛佩莉亚》等作品都是以义眼为主题。在电影中奥林匹亚被摧毁的时候，我们最后看到的是一个机械脑袋躺在洋娃娃的肢体残骸中。奥林匹亚的角色是一个机器人，但它的脑袋属于曾扮演过这个角色的舞蹈演员莫伊拉·希勒（Moira Shearer）。音乐停止后，我们只听到了齿轮的咔哒声。奥林匹亚的脑袋没有生命，也永
106 远不会有生命，她的眼睛则茫然地盯着观众，让我们不敢轻易在身体和机器之间划清界限。

霍夫曼的小说以及后来几代人对这部小说的改编都是十九世纪人们对视觉恐怖的迷恋的部分体现——机器人的眼睛虽然看不见东西，但其视力却具有超越人类视力的可能性，因此机器人既具有失明的危险也具有相反的危险，即不可能看不见东西的能力。在这些焦虑中，科技和幻想融合到了一起。1895 年，德国机械工程师、物理学家威廉·伦琴（Wilhelm Röntgen）偶然发现了一种他不熟悉的频率，便将其命名为 X 光。伦琴拍摄的第一张图像是他太太安娜的手部 X

光片。“我亲眼看到了自己的死亡。”据报道，她曾经如此说过。X 光迅速便被应用于医学检查、嘉年华会以及一些日常事务中，如测量人们的脚以确定鞋子的尺寸。在伦琴做出这一发现的五年后，弗洛伊德发表了他对病人梦境的研究。突然之间就出现了两种强大的诊断系统可以直接探测人体内部，而且都不会引起并发症。

1897 年，就在伦琴做出发现之后和弗洛伊德做出突破之前，H. G. 威尔斯（H. G. Wells）[52]的中篇小说《看不见的人》（*The Invisible Man*）出版发行。这部作品很快就成为科幻小说类别的经典之作。在威尔斯的小说中，一个名叫格里芬（Griffin）的神秘人物来到了一个英国村庄，从头到脚全都裹在衣服里，一丝不漏。我们了解到，格里芬是一位科学家，他试验了一种隐形配方，只有当他全身都包裹起来时，我们才能看到

---

52 赫伯特·乔治·威尔斯（1866—1946），英国著名小说家，新闻记者、政治家、社会学家和历史学家。他创作的科幻小说对该领域影响深远，如《时间旅行》《外星人入侵》等都是二十世纪科幻小说中的主流话题。

107 他，或者用几十年后我们从粒子物理学中学到的语言来说——我们才能看到他存在的证据。整个故事以格里芬之死告终。人们剥光了他的衣服，他那赤裸的身体才终于得见天日。在1933年上映的电影《隐形人》中，男主角克劳德·雷恩斯（Claude Rains）在整部影片中都是隐形的，只是在最后一个镜头中才出现。主治医师警告说："他的身体会随着生命的流逝而变得可见。"事实上，随着他生命的流逝，观众会反过来变成诊断专家。观众首先看到的是他的头骨，然后才是已经平

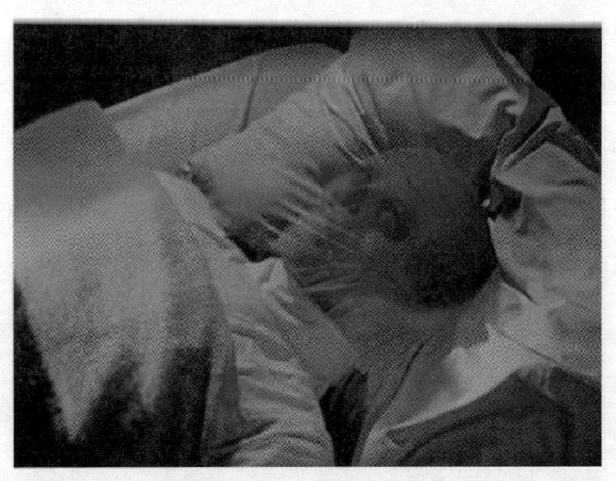

图 8.1　隐形人临终时变得可见。

静死去的主人公的五官。雷恩斯的声音贯穿整部电影，但他那张脸却只在电影的最后一刻才出现在银幕上。

然而，威尔斯用更强烈的视觉暴力描述了格里芬 108
的死：

> 最后，人群给开普（Kemp）让出了一条路，让他站直了身子。这时，一个约莫30岁的年轻人，赤身裸体，可怜巴巴地躺在地上，遍体鳞伤。他的头发和胡须都是白的——这不是年龄的关系，而是因为他是个白化病患者——他的眼睛像红宝石一样。他的双手攥得紧紧的，眼睛也瞪得大大的，显得又恼怒又沮丧。

自从伦琴发现了神秘的放射物并开发出一种重要的诊断工具以来，这个机械装置很快就取而代之，成了一个视觉笑话的源头。无数的动画电影和漫画都描绘了X光机后面的病人（或者一只猫，一条金鱼，或者任何有着看不见的内部结构的东西）。受检者的身体如果超出了设备覆盖的范围，人眼就可以将其辨别出来，但若将该设备覆盖在一个关键区域上——胸部，胃部，头部——便可以揭示出其内部所隐藏的一些秘密。X 光片揭示了霍默 · 辛普森（Homer Simpson）[53]的秘密：他的鼻子里插着一支蜡笔，塞得很深，直插进了他的大脑里。外科医生把蜡笔移除后，又将其放回原位。

X 光是一种非人类的视觉形式，能够模仿视觉器官，但能将更多的或者也可能将太多的信息揭示出来。那些富于想象力的与 X 光有关的作品都有一个共同特
109 征，即：某人的眼睛具有穿透力。当眼睛本身就具有如此不可抗拒的非人类的力量时，为什么还要幻想 X 光手表或 X 光皮带扣的存在呢？超人是地球上最受欢迎的外星人，也是现代最著名的超级英雄，一次又一次地证明了他的能力并非没有问题。1942 年 2 月，第二次世界大战进行得如火如荼的时候，克拉克 · 肯特

---

53 霍默 · 辛普森是美国电视动画《辛普森一家》中的一名虚构角色，辛普森一家五口中的父亲。霍默是部分美国工人阶级的典型代表。尽管过着蓝领般的日子，霍默却有着许许多多不平凡的事迹。虽然他贪食、懒惰、常惹事故且非常愚蠢，但却偶尔能展现出自身的才智与真实价值，譬如对自己家人的热爱及保护。

（Clark Kent）[54] 想要应征入伍，但却没有通过体检。是的，他“身体棒极了”，医生向他保证说，但他的视力检测结果却不合格。这怎么可能呢？标题框里给出了如下的解释：

> 克拉克瞥了一眼墙壁，便在墙上发现了答案——在他全神贯注的状态下，他无意中用他的X光视力穿透了墙壁，将隔壁房间视力表上的字母说了出来！

大写字母和小写字母给我们的启示并不相同。克 110
拉克甚至可能没有注意到我们人类所能看到的东西：奇怪的是，他眼前那份视力表上的字母是按照字母顺序排列的——一份上佳的视力表不可能会有这样的设计。（超人和马古先生的验光师可能是同一个人。）我们可能在精神分析领域生活的时间太长了，以至于

---

54 克拉克·肯特，即超人，美国DC漫画旗下超级英雄，初次登场于《动作漫画》创刊号（1938年6月），是漫画史上第一位超级英雄。

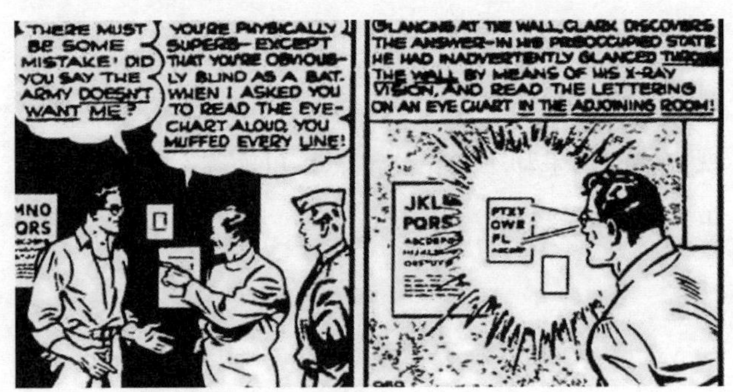

图 8.2　超人没能通过视力测试。

我们无法从克拉克的误读中解读出他内心的冲突，但超人很快就开始与漫画世界所称的轴心国力量——“日本人（Japanazis）”展开斗争。

在罗杰·科曼（Roger Corman）[55] 于 1963 年执导的著名低成本电影《电睛怪客 X》（X）中，雷·米兰德（Ray Milland）饰演的是一名医生，他发明了一种能产生 X 光透视眼的眼药水配方。我们看到他第一次在实验室的一只小猴子身上做实验，但在证明血清基

55 罗杰·科曼（1926— ）美国著名独立电影导演、制片人。他被称为“B 级片之王”，以擅长美国式的制片方法及拍摄低成本电影而闻名世界。

本上能达到医生的要求后不久，猴子就死了。米兰德饰演的角色詹姆斯·泽维尔博士（Dr. James Xavier）身为研究人员，做出了自我牺牲，将自己变成了第一个人类研究的对象，成为一个拥有X光透视眼的人。

科曼的微惊悚片向我们展示了发现自身力量的泽维尔博士——在舞会上看透女人的衣服（镜头的处理非常谨慎，以至于很难想象对这一视觉超能力的利用竟显得不那么淫秽——而且泽维尔提醒我们，毕竟他是一名医生）。如今他不用做内部检查就能诊断出一个孩子的健康状况，而且他能看到的是极其细微的肋骨裂纹。不过，虽然泽维尔的诊断能力不断增强，但也有其不利的一面。他的状况很不稳定，他的眼睛越来越多地把整个世界看成是一个令人眼花缭乱的爆炸云（在电脑特效时代开启之前，这部电影就展现出了自己的视觉效果）。

在影片的关键时刻，泽维尔通过阅读Snellen视 111
力表展示出自己的能力——或者更确切地说，是通过透视视力表展示出自己的能力。面对着熟悉的图形测试，泽维尔把一切都搞错了。至少表面上看起来是如此，直到检查医生打开用铰链连接在一起的第一张视力表，露出藏在下面的第二张不同内容的Snellen视力表。（有用铰链连接在一起的视力表吗？连在一起的目的何在呢？）真相大白。就像超人可以看到隔壁房间里的一切一样，泽维尔一直在看我们肉眼能看到的视力表下面的那张图表。

在由一场争论所引发的打斗中，泽维尔不小心把他的同事从高楼大厦的一个窗口扔了出去，结果这个同事摔死了。从那一刻起，米兰德饰演的角色变成了他命中注定的样子——一个四处逃亡的黑色主人公。他在唐·里克斯（Don Rickles）经营的廉价马戏团里站稳了脚跟，开始表演读心术（或者说，在这种情况下，展示自己超凡的视力）。在那里，泽维尔被迫表演了一出滑稽的医学会诊。收入一般的普通人，只要能付得起钱，就会去找这位杰出的诊断专家看病。我们看到那些贫穷的病人排着队，而里克斯则兴高采烈地从一个病人身上赚两块钱，再从另一个病人身上赚两块钱。这一做法结合了现代博物馆的“随便你出多少钱”和对一个神奇地点的虔诚关注——在心理分析过程中对身体状况作出判断令医药制度社会化的民主态势得以升华。一切都是假的。抑或，果真如此吗？米兰德饰演的泽维尔坐在病人的对面，看着病人，公布结果——对病人来说，这是一个奇迹，但泽维尔只是在透视陌生人身体里的种种痕迹而已。他这样做的时候并非出自本意，而且内心也产生了一种绝望的终结感。

在最后一次与警方不可避免的追逐中，泽维尔在 112
一架直升飞机的跟踪下沿着加利福尼亚的一条高速公路超速行驶。由于他的眼睛长时间工作，他几乎被自己非凡视力给弄瞎。不知怎么的，他最后一次逃脱成功，却突然来到了福音派的一个帐篷集会上。宗教、审判、视觉的极限体验：电影的最后时刻不可避免地让人想起了《马太福音》第五章所给出的告诫：挖出冒犯你的眼睛。最后一个镜头虽突如其来，但却就是如此发生的：我们看到泽维尔的近距离特写，他的眼眶发红。

科曼的电影上映时有一个解释性的副标题（《电睛怪客 X ：拥有透视眼的人》［*X: The Man with the*

X-Ray Eyes］），它贯穿了二十世纪中叶流行文化中的两个最受欢迎的主题——隐形能力和透视能力。这两种能力代表了窥视癖的两面。超人（诞生于1938年）是最著名的具有超视觉能力的超级英雄。（稍早一些的女性角色奥尔加·梅斯默［Olga Mesmer］在1937年至1938年出版的《辣妹秘闻》［*Spicy Mystery Stories*］中展示了她的X光透视眼。）自超人诞生以来的几十年里，已经产生了无数具有超视觉能力的超级英雄，他们超乎寻常的能力范围重新设定了人们对超人能力的预期。

今天，看得见的人和看不见的人既是我们与世界进行想象交往的伙伴，也是我们与世界进行政治交往的伙伴。身体隐形可能在日常生活中并非真实存在的现实，但科技的进步正在不断扩大我们缺席
113 出场的能力。隐形在军事行动中的重要性无可比拟，“隐形”飞机和无人驾驶飞机已经极其严正地表现出了双重视觉状态，即X光透视能力和视觉的无法探测性。

X光作为一种诊断工具和令人焦虑的视觉幽默的

来源迅速发展，但在卡通猫向我们展示它们的胸腔之前，还有马塞尔·普鲁斯特[56]和《追忆似水年华》（*A la recherche du temps perdu*）。

在普鲁斯特超越流派的代表作第一部《追忆似水年华：在斯万家这边》（*Du côté de chez Swann*，1913）中，马塞尔回忆了对莱奥妮（Léonie）姨妈的拜访，她的身体状况使她的活动范围只能局限在两个房间里，由她的女仆弗朗索瓦（Françoise）照料。他们在谈话间提到了弗朗索瓦可能会去探望自己已婚的女儿。弗朗索瓦只字未提自己和女婿之间的紧张关系，不过令弗朗索瓦大感意外的是，马塞尔的母亲谨慎而又同情地点出了这个问题。弗朗索瓦无法抑制住自己的惊讶之情：

“夫人什么都知道，夫人比 X 光还坏”（她满脸堆笑，带着一种做作的困难说出 X 光这个词，嘲笑自己——一个无知的女人——用了这个专业术语）“他

56 马塞尔·普鲁斯特（1871—1922）是二十世纪法国最伟大的小说家之一，意识流文学的先驱与大师。也是二十世纪世界文学史上最伟大的小说家之一。

们给奥克塔夫夫人（Mme Octave）照 X 光，X 光能看透你的内心呢。”

弗朗索瓦走了，也许是为了掩饰她的眼泪，作者告诉我们，她的母亲是第一个让弗朗索瓦觉得任何人都可能会对她的情感和内心生活感兴趣。换句话说，
114 妈妈是人心的 X 光诊断专家，而弗朗索瓦认为这项新技术的目标就在于此。

X 光只是法国影评人克里斯蒂安·麦茨（Christian Metz）[57] 所称的“视觉体系（scopic regime）”的一个特征，这个术语现在被用来指代看不见或不应该看的东西的无穷无尽的变化。矫正的视力、X 光和隐形的梦想，三者之间即使没有直接的联系，也都在现代视觉系统中联系到了一起。其中，隐形的梦想可能是最古老的欲望——也许只有飞行的梦想出现的更早一点。至少从我们能用语言讲述梦想开始，我们就梦想着能够隐形。在《理想国》（*The Republic*）中，柏拉图讲

---

57 克里斯蒂安·麦茨（1931—1993）法国电影理论家，电影符号学的理论代表之一。

述了一个有关神奇戒指的神话，这戒指能让佩戴者隐形。十九世纪，理查德·瓦格纳（Richard Wagner）在他的大型歌剧《尼伯龙根的指环》（*Der Ring Der Nibelungen*）中创造了一个神奇的头盔（tarnhelm），它能让使用者具有隐形和变形的能力。托尔金（Tolkien）[58]传奇故事里索伦（Sauron）[59]的魔戒与J. K. 罗琳笔下的隐形斗篷在现代有着异曲同工之处。

世界上有无数神奇的隐形生物。天使和来自另一个维度的其他生命如果没有占据我们的大气层，那么一定占据了我们集体想象出来的空间。在科技高度发达的现代，对隐形的更加冷静、非魔法性的理解驱使我们对看不见的东西产生了新的热情。新兴的纳米机器人科学在科技幻想中曾经出现过，比如1966年上映的电影《奇异的旅程》（*Fantastic Voyage*）。在这部

---

58 约翰·罗纳德·瑞尔·托尔金（1892—1973），笔名J.R.R.托尔金，英国作家、诗人、语言学家及大学教授，以创作经典严肃奇幻作品《霍比特人》《魔戒》与《精灵宝钻》而闻名于世。

59 索伦，J.R.R.托尔金的作品《魔戒》《霍比特人》《精灵宝钻》《未完成的故事》《中土的历史》等故事中的人物。

115 电影中，一个由拉奎尔·韦尔奇（Raquel Welch）领导下的医疗团队被缩小到只能用显微镜才能看到的尺寸后，就被注射到患者体内以完成一项危险的医疗任务。系列动画片《神奇校车》（*Magic Schoolbus*）的主角弗瑞斯小姐（Miss Frizzle）是一位令人敬畏的科学老师，她把学生们的身体缩小后，带着他们开启了学习的冒险之旅。她的校车也许很神奇，但神奇校车所承载的技术梦想与纳米技术研究的可能性却产生了共鸣。纳米技术是一种体积非常小的机器人，能够进入人体系统，干预恶性组织或清除受污染液体中的污染物。想想无人机和谷歌地球，它们以高度的"光学性"扫描着我们的世界；再想想如何划分科学与幻想之间的界限。

与X光和显微镜别无二致，视力表早已经走出了医生的办公室，以其发明者意想不到的方式成为人们发挥想象力的渠道。

与视觉有关的诗歌

Snellen视力表是医生的诊断工具，也是诗人在不 117
经意间的抒怀手段。例如，我们只需要听一听比利·柯林斯（Billy Collins）的诗句。柯林斯是2001年至2003年美国桂冠诗人得主。柯林斯过去是、现在仍然是最受欢迎的英语诗人之一。他的风格大气简白，甚至雄心勃勃、朴实无华。早期的柯林斯模仿华莱士·史蒂文斯（Wallace Stevens）的风格。史蒂文斯是诗坛大师中的大师，是诗坛魔术师，他的诗歌读起来就像是奥林匹亚之谜。柯林斯的诗与其风格迥异。

在最近接受《爱尔兰时报》（*Irish Times*）采访时，柯林斯提出了诗歌创作的原则，即诗歌的结构：

> 诗歌的开头应该非常清晰明了，这样才能吸引读者，只有这样，你才能确信，当你运用稍显

> 隐晦的比喻或进入幻想王国时，读者也能跟得上你的思路。一首诗就像一张视力表，顶端有个大大的字母 E，越往下，字母 E 就变得越来越难以辨认。诗歌就应该如此。

这个比喻并不像听起来那样简单。确切地说，一首诗到底应该是什么样子的？柯林斯的视力表是一个
118 漏斗，一个移动的目标，一个形状不断变化的物体，它将读者从“顶端大字母 E”的真实世界转移到了不太清晰可辨的领域。正是在视力表中不那么显而易见的部分，诗人才能真正“运用稍显隐晦的比喻或进入幻想王国”：因此，Snellen 视力表中无法辨别的那部分字母可能并非可望而不可即。那可能正是比喻和幻想终于从诗歌中脱离出来的地方。

很多文本阅读起来都是对视力的一种测试，包括诗歌以及任何印着小字的东西——比如租车的保险附加条款。很多事情做起来也是一种视力测试。在我的孩提时代，祖母有时候叫我帮她穿针引线。我就把银针举到光线下，将一根彩线穿过菱形针眼。我可以做

到——对一个 6 岁的男孩来说轻而易举——但她却力不从心。几个世纪以来，这种菱形针眼在我们对视觉以及其他事物的思考中也发挥了作用。

针眼不只是表达了实际意义上的很小：人们还用它来比喻小的程度。针眼的大小无法测量；因为针眼本身就已经是一种测试。在《马太福音》第十九章第二十四节中，耶稣宣讲了针眼测试。大主教的《圣经》——《钦定版圣经》（*King James Bible*）[60] 的前身，莎士比亚也对其有所了解——对这段话是这样翻译的：

> 我又告诉你们：骆驼穿过针的眼，比财主进神的国还容易呢！

对我来说，这似乎很简单：如果你想上天堂，你最好是穷人。如果你不是穷人，那就最好变成穷人。

---

60 《钦定版圣经》，是《圣经》的诸多英文版本之一，于 1611 年出版。钦定版圣经是由英王詹姆斯一世的命令下翻译的，所以有些中文称之为英王钦定版、詹姆士王译本或英王詹姆士王译本等。

阿西西（Assisi）的弗朗西斯（Francis）[61]告诉我们，
119 做到这一点很容易。也许从眼科角度解释，我们会发现一个不同的悖论，这里还有另一种说法：富人让骆驼穿过针眼比进入天堂更容易。穿针引线变成了一种视力测试，而视力测试又变成了一种障碍测试。

圣经经文的诗歌是依据希伯来语、希腊语和早期现代英语（Early Modern English）[62]的韵律形成。十七世纪伟大的玄学派诗人乔治·赫伯特（George Herbert）深谙隐喻的形式和诗歌的形式。《复活节的翅膀》（*Easter Wings*）也许是他最著名的抒情诗，代表了复活的宽恕恩典，就像一对翅膀把忏悔的罪人带到了天堂。这首诗的诗行排列得像展翅高飞的鸟儿的一对翅膀。诗句一开始很长，接着缩短，然后再次拉长。这

61 阿西西位于意大利的翁布里亚大区。圣弗朗西斯（1181—1226）又叫圣弗朗西斯·阿西西或阿西西的圣弗朗西斯。25岁的弗朗西斯全身心地奉献给上帝。他利用一个破败的教堂，自己凿石重建教会。他成了方济各会的创始人。会士们恪行苦修，麻衣赤脚，到各地宣传“清贫福音”。他45岁去世后，于1228年被追谥为圣徒。

62 是指约从十五世纪中叶至十八世纪中叶的英语。

种诗句的排列模式反复出现了两次，每次都代表一只翅膀。神的恩典隐喻为鸟的翅膀，翅膀几乎人所共见，但恩典是我们这些浊骨凡胎永远都无法看到的艺术品。

《复活节的翅膀》是形体诗（pattern poem）中最杰出的作品。文本形式反映了主体特色，而且有时就是主体本身。文本形式遵循内容并将内容传达出来；形式和意义不可分割。《花》（*The Flower*）也是赫伯特的诗作，探讨的是人与世界、人与上帝的关系（对赫伯特来说，上帝与世界没有什么区别）。在《花》一诗中，赫伯特将世界比喻为上帝的书——自然之书——与揭示文本真理的《圣经》齐头并进。两者都很难读懂，都是对我们的一种考验。不过，赫伯特真
诚地希望，只要我们能读懂这些书，我们就能为上帝 120
做好准备。要解读这两本书，我们就需要能够解读它们的符号。或者，正如赫伯特所说，我们需要能够辨认出现在我们面前的字母：

> 我们口中的尽是谬误：
>
> 你的言语便是万物——但凡它能为我们吐露。

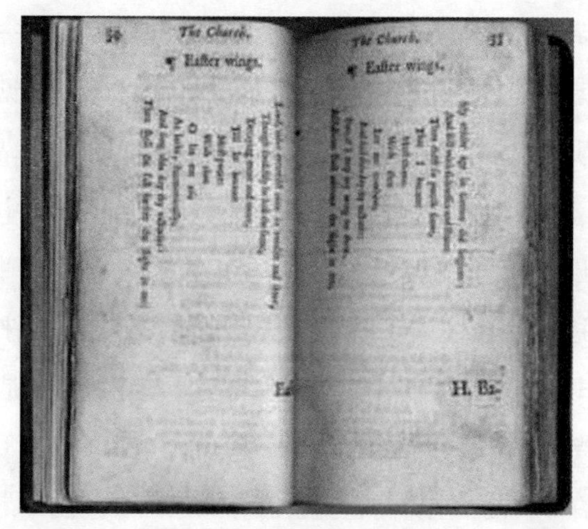

图 9.1　乔治·赫伯特的《复活节的翅膀》测试了很多东西，包括视力。

赫伯特的世界就是一场拼字比赛，一场阅读理解考试，一张宇宙般广阔的视力表。

1633 年，赫伯特撒手人寰。在他去世的一个世纪后，亚历山大·蒲柏（Alexander Pope）说道：“毫无
121 疑问，世界上最大的放大镜就是人的眼睛，尤其是当他看着自己的时候。”到了二十世纪，人们重新对具有排版意识的诗歌产生了兴趣，并将其命名为“具象诗”（Concrete Poetry）。在二十世纪五十年代末和六十年

代，人们对那些标榜结构设计的诗歌焕发了新的热情，这种作品将文字按照一定的形状和模式排列，而这些形状和模式既可以模仿主题，也可以暗示主题与写作行为之间的关系。因此，像玛丽·艾伦·索尔特（Mary Ellen Solt）在1966年创作的《连翘》（*Forsythia*），这首诗就是由构成该植物名字中的所有字母组成。这些字母像连翘的枝条一样展开，并由很多小圆点和破折号连在一起。排版出来的整枝花偎依在一个长方形的底座之上。细看之下，人们可以发现整个图案就是由组成连翘（forsythia）这个单词的九个字母构成，而每个字母又都是一个新单词的起首字母。这九个单词分别是：forsythia、out、race、springs、yellow、telegram、hope、insists和action。

当然，每一首诗都和其他任何一首诗一样具体，也就是说没有一首诗会像具象诗那样形神兼备。将一首诗称为具象诗非常荒谬，但主要是因为这样会让人产生一种具体观念，即：这首诗是有形的，这是一种立场，而诗歌仅仅是通过成为诗歌就能反对这一立场。相反，那些具有排版意识的具象诗，包括赫伯特和索尔特所创作的诗歌在内，坚持认为通过改写语言编排的形式规则，诗歌便可以为我们的世界体验增添真实感。因此，索尔特诗歌的具体性来自她对作为素材的
122 语言的热情。就像赫伯特的《复活节的翅膀》是一首具象诗一样，《连翘》这首诗也是一首具象诗，只不过它还有一个任务就是把连翘（forsythia）一词变成一个首字母缩略词，令这首诗看上去像是一个口号（“希望坚持行动”这几个单词让人感觉很别扭，就好像它又是某物的缩写一般）。

《连翘》这首诗具有达达主义的色彩。现代主义的基本原则之一是，创作过程与所做出的发现密切相关。从杜尚的《泉》（*Fountain*）到将体育播音员菲尔·里祖托（Phil Rizzuto）的话语逐一剔出来创作出来的诗歌，再到山姆·科恩（Sam Cohen）最近所创作的“边线诗歌（Sideline Poetry）[63]”中孩子们进行足球比赛时父母的叫喊声，我们发现艺术可能涉及很多事情，但其中之一就是具讽刺性。

63 利用在儿童足球比赛和练习中无意中听到的对话所创作的诗歌。

斯内伦的视力表是一首具象诗吗？（这张图表是否具有讽刺意味？）它是一个被人们发现的物体吗？它具备观察和批判的立场吗？它能呈现出以耸人听闻的引文为标志的世界观吗？

答案可能都是否定的，至少以其最初的形式所给出的答案都是否定的。然而，这一最初的形式却已经为大量创造性的工作提供了主题，而且适应于很多其他目的，因此，人们可能更容易把 Snellen 视力表看作是可以用来评论的组织模板——由于其排版——而没有将其视为医学专业人士的诊断工具。斯内伦发明了一张视力表，但同时却也创造出了一种文化基因。

我们不需要发挥太多的想象力就可以把 Snellen 视力表上那些独立符号看作是一首具象诗，不一定要像普通诗歌那样具有可读性，但却可以看作是排版印
刷届的一件大事，一种对欣赏诗歌或阅读任何东西的 123
可能性的干预。我认为，这就是为什么 Snellen 视力表可以与现代诗歌联系在一起的原因。其构成元素将我们所熟知的词汇标记重新排列。它吸引着我们的注意力和破译能力。能做到这一点很难，因为它很简单：

没有什么比不知道什么时候退出画廊的现代主义实验更让人倍感厌烦的了。

Snellen 视力表上的字母愈向下愈难以辨别。1865 年，几乎就在斯内伦将该视力表公之于众的同时，英国数学家刘易斯·卡罗尔（Lewis Carroll）也出版了《爱丽丝梦游仙境》，这是有史以来最复杂的儿童作品之一。第三章的标题是《一场政党竞选式赛跑和一个长故事》（*A Caucus-Race and a Long Tale*）。你可能还记得，由于爱丽丝的眼泪汇聚成了池塘，动物们——还有爱丽丝自己——全都浑身湿透，需要把身上弄干。老鼠讲述了他所知道的最干巴巴的事情 英国早期国王的历史，但当这个故事无法取悦众人时，他就讲了一个“悲伤的长故事”，主角是一只名叫“狂怒”的猫和一只不幸的老鼠。“狂怒”猫提议他们俩一起上法庭，在那里猫将成为法官兼陪审团，并判处老鼠死刑。这个“故事”在页面上呈现在读者面前的形状就像一条尾巴，细长的文本左右摆动，文字在故事的结尾变得越来越小，模仿着老鼠在这个故事中得出的狭隘结论和老鼠本身那希望渺茫的命运。这部分内容没有命名，有时被称为《老鼠的故事》（*The Tale of the Mouse*），是英国文学中印刷文本最常见的视觉干扰之一，就像十八世纪劳伦斯·斯特恩（Laurence 124
Sterne）的原始现代派（proto-modernist）小说《项狄传》（*Tristram Shandy*）中黑页和大理石纹页的设计一样。

对于任何版本的《爱丽丝梦游仙境》的出版商来说，一个具有创造性的决定就是选择字体大小：老鼠故事结尾的字体应该比故事的开头小多少才好？“狂怒”猫对一只在屋子里碰到的老鼠说：“咱俩去打官司，我要控告你”——这首小诗就像三连音一样充满了活力，占据了一整页的空间。我们听到的最后一个词是“死刑”，但这却并不是故事的结尾。老鼠责备爱丽丝不用心听，而爱丽丝一提起她那只叫做黛娜（Dinah）的猫，就使整个关于动物狂欢的梦境都变得兴味索然。然而，故事中细长的、逐渐消失的文本却几乎没有更多的内容；讲故事的老鼠告诉我们，这是一个悲伤的故事，而“狂怒”猫却似乎掌控了一切。这样的结局可不太妙。

事实上，这个故事的主旨不在于叙事，而在于排版：要阅读这个故事，读者的眼珠就得转来转去。读者变成了老鼠，紧张地意识到了迫在眉睫的危险，意识到猫正注视着老鼠的一举一动。牛津大学出版社的档案文件告诉我们，“道奇森（Dodgson）[64]认为麦克米兰出版公司的原始印刷粗糙，于是在1880年左右，他委托牛津大学出版社制作了一个全新的印版，以期打造出原著的优雅形象。”以下就是重新设计过的印版。

数以百万计痴迷于《爱丽丝梦游仙境》的读者都知道，卡罗尔的这种神奇排版只是爱丽丝数之不尽的好玩的结局之一。唉（Alas，维多利亚时代的一个妙词），
125 讲故事的老鼠从来没有机会给我们讲完关于这只老鼠的故事的结尾，因为这个故事既没有结尾也不可能有结尾。如果爱丽丝用心听，让老鼠继续讲下去，那么这个故事就会继续下去，一个弯接着一个弯地延续下去，一行比一行短。不过，我们却不得而知了。对于数学家查尔斯·路特维奇·道奇森（Charles Lutwidge Dodgson——如果不提他的另一个自我，讲故事的刘易

---

64 刘易斯·卡罗尔（1832—1898），原名查尔斯·路特维奇·道奇森，英国数学家、逻辑学家、童话作家、牧师、摄影师。

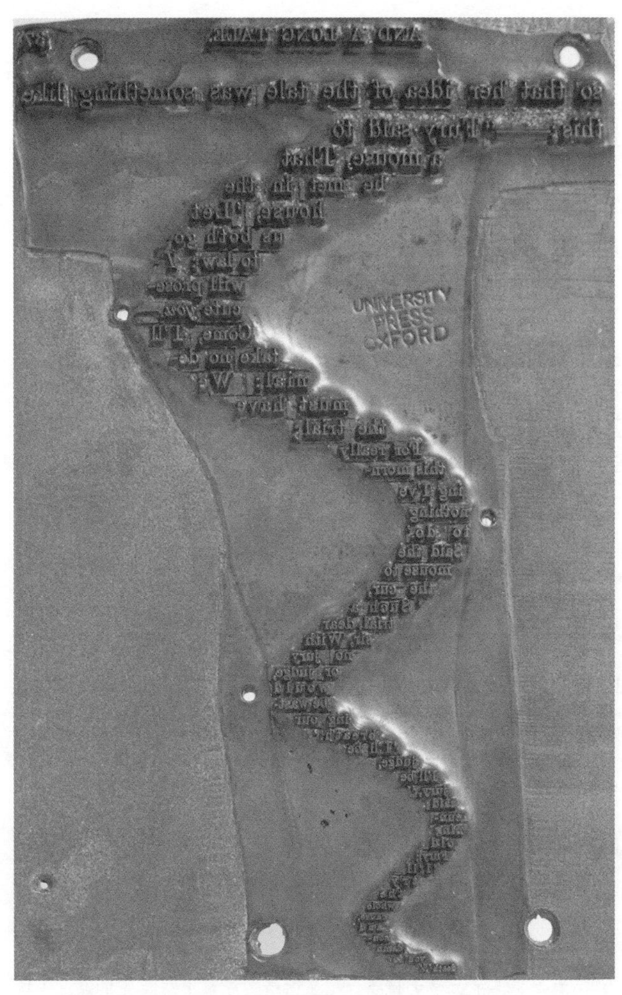

图 9.2 《爱丽丝梦游仙境》的印版。

126 斯·卡罗尔)而言,这个故事可能代表着一条渐近线——一条接近但从未到达另一条线的线,一直延伸到无穷远,越来越近,但永远不会触及彼此——并以讲故事的方式来实现这一点。我们可以想象,这个故事就像老鼠一样在奔跑,将这个故事呈现在我们眼前的印刷字体变成了微小的字母,一行一行迂回曲折,字母小到可以以埃米(Angstrom)[65]为单位进行测量,最终消失在理论家们即便不愿意、但有可能会称之为的叙述奇点里。

在卡罗尔逐渐消失的叙述付印之前,Snellen 视力表开始出现在维多利亚时代鼎盛时期那井然有序的辉煌之中,这或许只是巧合。这首小诗并不是卡罗尔和读者们唯一一次玩猫捉老鼠的游戏。借用评论家斯坦利·费什(Stanley Fish)对弥尔顿在《失乐园》中所采取的叙事策略的经典描述,卡罗尔和斯内伦是两个最著名的"自耗型"文本的作者:读者将文本阅读完

65 埃米是晶体学、原子物理、超显微结构等常用的长度单位,1 埃米等于 1 纳米的十分之一。

毕的同时也已经将其使用得淋漓尽致（弥尔顿想要拯救你，卡罗尔要为你提供娱乐，斯内伦想要发现你都能看到些什么）。我们也可以找到《爱丽丝梦游仙境》和 Snellen 视力表的共同之处：卡罗尔的微型文本展示是对读者的一次视力测试，也是对故事中可怜的老鼠的另一种测试。

《爱丽丝梦游仙境》是一部宏大而又无序的叙事作品，其组织结构如同梦境一般错综复杂。Snellen 视力表坚决拒绝讲故事，但它遵循一种经过深思熟虑的精确轨迹，以一种有序的方式将这个非故事组织起来。视力表具有层次性，但又不像新闻那样进行层次划分， 127
因为在一条新闻中，处于最上层的导语（lede）传递出来的信息最重要。（“导语”这个词的拼写就是如此，所以我们就不必像曾经用来制作报纸铅字的“金属”一词那样发音。）视力表具有一种不同的层次结构，字母的大小和呈现出来的结果成反比，最佳点位于视力表下方的四分之三处。

视力表更像是诗歌。在诗歌中，一切都很重要，但同样在诗歌中，也有值得改进的地方，或许也会取得进步。像柯林斯这样的诗人将视力表作为创作艺术的典范并将其公之于众。如果把 Snellen 视力表本身说成是一件艺术品，会显得言过其实吗？

视错觉

在 2009 年出版的一期《名利场》（*Vanity Fair*） 129
杂志上，评论家詹姆斯·沃尔科特（James Wolcott）抓住了视力表这一切入点，就银幕表演提出了自己的观点。

> 拙劣的表演会带来大量的财富，人们对其也褒贬不一。它可以在艾德·伍德（Ed Wood）执导的电影中由举着纸板的难民来表演，他们可以像朗读视力表上的字母那样背诵对白，也可以由像乔·佩西（Joe Pesci）那样满怀激情的专业人士来表演，他们希望凭借纯粹的人格冲击力跳出角色。我尊重那些具有自己风格的拙劣表演。

很明显，沃尔科特对真正拙劣的表演——甚至是那种像读视力表上的字母那样背台词的表演（那看起来会是什么样子呢？将一句也看不懂的台词断断续续地念出来吗？）——表达出来的钦佩之情有些言不由衷。也许我们应该在这里捍卫斯内伦的遗产；因为电视节目一直都在使用提词卡。至少视力表在该发挥作用的时候确实也发挥出了不错的作用。此外，艾德·伍德的电影也自成一统。

当视力表以某种原始形式出现在流行文化中时，
130 它要么出现在医生的办公室里，要么被用作笑料。作为一种普通事物的代表，视力表意在降低周围环境的基调。

在回忆录《挚爱小食光》（*Alice, Let's Eat*）中，卡尔文·特里林（Calvin Trillin）讲述了一个朋友的故事。这位朋友在堪萨斯城做巡回演讲时，要求东道主带他去亚瑟·布莱恩特（Arthur Bryant）开的餐馆就餐。据特里林的描述，这家餐馆“被认定为世界上绝无仅有的最好的餐馆”。这位朋友的东道主却给出了否定的答复。特里林将他们的尴尬窘迫归咎于这个地方的简朴，“这是一家不入流的烧烤店，其主餐厅除了一张视力表外没有任何其他装饰。”这一行写得恰到好处，特里林的散文让你看到了一家没有任何装饰的餐馆，店家将所有精力全都集中在烤肉这一仪式上。墙壁上悬挂一本过期的裸女挂历——人们可能会在街边的汽车修理铺中看到这类东西——就能说明这一点，但出现在这里的视力表非但出人意料，而且也更显得颇有些趣味。

除了具有诊断用途外，视力表可以饶有趣味，也可以具有其他一些特色。到了二十世纪四十年代，幽默报纸开始采用Snellen视力表，并使其成为一个噱头。许多漫画都刻画了医生要求身处检查室里的那些受检者（通常都是男性）盯着悬挂在显眼位置的Snellen视力表，辨认出上面的那些字母。漫画的笑点要么出现在视力表上——有一条信息的字号越来越小，以Snellen视力表的格式出现，其中有一个字母或符号重复了一遍又一遍，或者字母的大小出了差错——要么就出现在说明文字中。1942年，《星期六晚邮报》（*Saturday Evening Post*）上刊登了一幅漫画，一个热血沸腾的新兵竭尽全力地读着一张视力表。据称这张视力表自有

其诊断用途，上面的文字越往下越小（“我把她拉到我身边，很快她充满激情的双唇……”）。在“不许问，
131 不许说”的规定实施以前的时代里，这种视力测试可不仅仅是为了检测视力而已。曾经有一段时间，男子气概是视力表幽默所表现的主题之一，这是一种类似于杂耍表演的简单漫画，由一位胸部丰满的女验光师进行测试。坐在椅子上的受检者根本无法一直将视线保持在视力表上。

还有一些漫画刻画的是一个海盗正在做视力测试。整张视力表是由字母“R”组成。这个笑话可能太简单了。甚至在一幅海盗测试视力的漫画中，验光师直接说道：“这太简单了。”

对人们来说，海盗类漫画与另一种漫画类型非常接近：动物视力测试，显然最频繁的就是给狗做的检查。如你所料，狗眼测试是一张标有“汪汪汪汪汪”字样的视力表。狗永远都能给出正确回答。兽医验光师们请注意：在漫画世界里，猫似乎从来没有检查过视力。

还有一些漫画的主题是弄虚作假的视力测试，比

如在其中一幅漫画中，病人是一个坐在检查椅上的小妖怪，小妖怪伸长了脖子，努力让自己的脖子与视力表本身处在同一高度以方便作弊。有些视力表还参考了其他一些流行文化中的不朽作品，比如1951年上映的经典科幻影片《地球停转之日》（*The Day the Earth Stood Still*）。迈克尔·伦尼（Michael Rennie）饰演外星人克拉图（Klaatu），他可以通过口令“Klaatu barada nikto”起死回生。这句口令便成了视力表漫画的点睛之语。

随着“很久以前，在一个遥远的星系……”的字
幕，乔治·卢卡斯（George Lucas）执导的《星球大战》 132
便拉开了帷幕。如今这已经成为这部系列电影的标志。在开场镜头中，银幕上的文字与观众渐行渐远，这种设置一下子就声名鹊起。如果将这些文字平铺在一张海报上，便与Snellen视力表逐渐淡出的模式遥相呼应。至少有一位漫画家捕捉到了电影中的这一时刻，但却并没有将其重新命名为卢卡斯视力表。

有一些视力表漫画的主题是为了惩罚那些书写潦草之人。专门为医生检测视力所设计的Snellen视力表

模拟了处方笺上难以辨认的潦草字迹；此时身为病人的一位医生将身体扭来扭去，眯缝着眼睛，想要搞清楚视力表中文字的含义。这种视力表的确是一种惩罚，但与但丁所施加的惩罚相比可就轻多了。

皮下注射器、温度计、X光机、听诊器和视力表：这五种现代医疗工具在最简单的视觉叙事中出现了一次又一次。把这些医疗工具中的任何一个放到画面中，读者马上就会知道与该情境有关的术语，可能还会知道笑点是如何发挥作用的。在这五种工具中，只有视力表与文字相辅相成。

这就是视力表随处可见的关键原因。视力表与文字有关。今天，网上零售商会向你展示从Snellen视力表中获得灵感的各种各样的服装和酒吧用具，以及那些可以被乐观地描述为眼科艺术品的东西。这些产品的共性便是都有一个简单的图形，而且该图形忠实于视力表架构的基本要素：一行接着一行的文本，文字尺寸则越来越小。其中包括斯内伦礼品盒、围巾、时钟、斯内伦鸭舌帽、枕头和杯子。还有斯内伦及膝半统袜，袜子上全都是视力表的各种符号。给宝宝的礼物是斯内伦连身衣和斯内伦泰迪熊。如果你想买一套儿童玩具系列的眼科设备（专门化的研究何时开始都不嫌早），一个名为“小宝贝”（Little Treasures）的产品线提供了一系列粉色的医疗工具和医疗资源，其中包括一张小小的国际标准视力表。再往下看，玩具屋的墙上还挂着微型视力表。也许玩具屋的医生还可以给玩具屋里的小娃娃玩更小的视力表。这是一种无限的退化，考虑到视力表的图形规则，这种退化似乎也不为过。 133

还有 Snellen 视力表图案的领结和钥匙圈。有以视力表为主题的宠物饰品，比如你可以给你的宠物狗买一件有视力表图案的 T 恤。有了这件 T 恤就不愁别人跟你没话可说了。你甚至可以一边遛狗，一边炫耀你那以视力表为主题的皮带扣。当你信步走进当地的星巴克时，你可能会戴着具有 Snellen 视力表风格的吊坠和银质护身符，护身符上刻着的视力表刚好够让邻桌的斯内伦粉丝知道你就是他们中的一员。

度假人士脚穿斯内伦人字拖，崇尚环保的人士身背斯内伦背包。斯内伦围巾和领带，斯内伦挂钟，斯内伦苹果手机套，以及斯内伦马桶座圈，上面还提供了与奋斗目标和个人卫生有关的良好建议（都是以图表的形式呈现出来）。雷斯托奥里欣五金公司（Restoration Hardware）室内陈设店为世人提供了一套刻有Snellen视力表图案的小酒杯。也许这种酒杯传达出来的信息就是，如果你看不清小酒杯上的视力表，就得请别人开车送你回家。

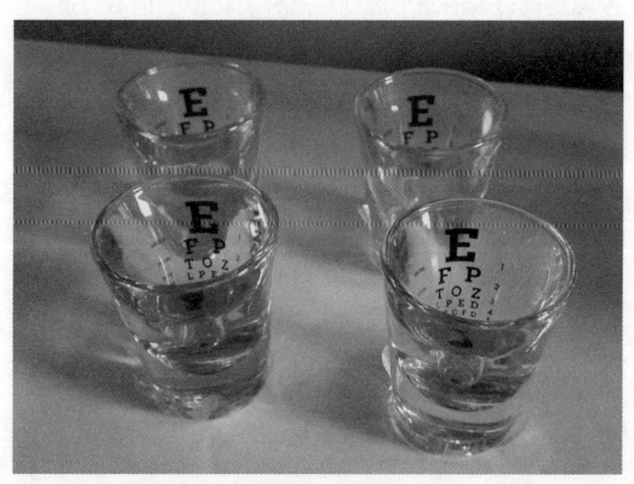

图 10.1　干杯。有诊断功能的小酒杯。

有一种完整的“个性化”斯内伦分类表——它记
录了你生活中重要的事情，比如你孩子的出生，并根 134
据视力表的规则列出了姓名和统计数据。有专门为情
侣设计的个性化 Snellen 视力表，上面有姓名、日期和
誓言。一张视力表不会只满足于两个人的需求。还有
为你理发店里的四个人或花样游泳队的成员所提供的
个性化 Snellen 视力表。任何一张视力表都很适合张贴
在一个大咖啡杯旁边。简而言之，任何一个由各种目标、
各种人际关系和各种愿望清单所组成的小宇宙，都可
以用斯内伦的风格加以处理和对待，或者可以说，“斯
内伦化”（Snellenization）的时代也即将到来。在最
小的印有 Snellen 视力表的物品（比如说耳环）上，我
们面对的是对视力表的最低要求：最起码你需要的是
三行字母，按大小顺序降序排列。就像笑话里常用的 135
重复次数和童话里常提出三个问题一样，三是制作视
力表所需要的最小数字。

Snellen 视力表的版面设计甚至可以完全不用文本，人们却仍然将其当做视力表。在这些情况下，人们所熟悉的视标布局已经完全被其他非叙事元素所取

代，这些元素通常是一个可以识别的统一类型中的对象集合，如今则按照视觉层次的结构重新排列。至于视力表最上面的对象是否比其他任何对象都要重要，对于这一点我们不得而知——最上面的图像只是设置得更大，随后几行的尺寸越来越小，这无疑强化了一种我们所熟悉的关联。例如，有一些以家具为视标的视力表，一张长沙发可能会在置于最上面的E点上，而一行行椅子之类的家具便在视力表上逐行下降，但不一定符合任何建筑学上的顺序或时间发展顺序。一张由动物轮廓组成的视力表可能会把一头鲸放在最上面的E点上，这样的安排听起来非常合理，因为在鲸下面有一个海洋，而海洋里的生物便越来越小。Snellen视力表上还会出现著名建筑、高档鞋子、电吉他以及几乎任何可以在一组容易描绘的离散图像中描述的东西。其中很多视力表都是以海报的形式存在，而且多半都会出现在大学宿舍里或青少年的卧室里。

在那些由非语言图形组成的视力表中，有一张不得不提的就是由圆周率 π 组成的Snellen视力表（Pi Snellen）。这张视力表完全是由数字组成。数学常数

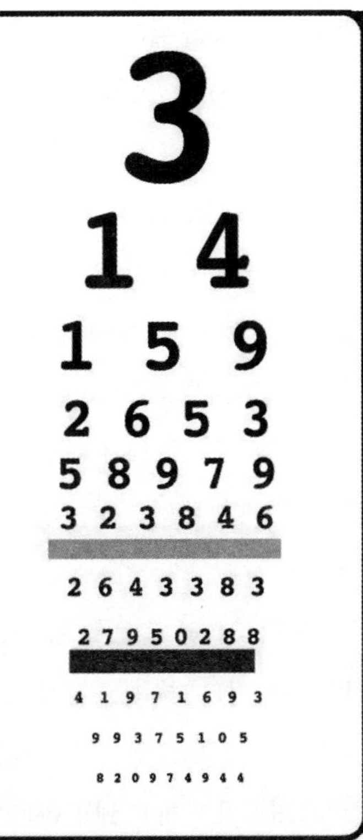
3
1 4
1 5 9
2 6 5 3
5 8 9 7 9
3 2 3 8 4 6
2 6 4 3 3 8 3
2 7 9 5 0 2 8 8
4 1 9 7 1 6 9 3
9 9 3 7 5 1 0 5
8 2 0 9 7 4 9 4 4

图 10.2　π 视力表。

π 是一个无限不循环小数，但幸运的是，由圆周率 π 组成的 Snellen 视力表将自己的范围限制为经典的 11 行。这种类型的视力表甚至标出了传统视力表中表示 20/20 正常视力的所在行。比如在这个例子中，把 π
136 的计算结果读到第三十六位，正好就是第八行。

一些基于 Snellen 视力表的最有趣的图形设计吸收了视力表的精髓——字母游戏以及语言所具备的可能性——并将其提升到了一个新的层面。这些图表——让我们称它们为传达信息的 Snellen 视力表（Message Snellen）——有话要说。就像在酒吧里倒酒可以分为直接倒酒和加冰块两种类型一样，这种视力表可以分为两类。

首先，纯粹用于传达信息的 Snellen 视力表。举个例子，像视力表一样的构图，与其说是关于语言、
137 视力测试或数字，还不如说显示的是纯粹的公民自豪感。精心设计的图形几乎推广到了每座大城市，黑底白体，印刷精美，适合在任何地方张贴展示，既让人产生一种骄傲之感又萌生了怀旧之情。人们可以从一家名叫“画遍天下”（Picture It On Canvas）的机构订

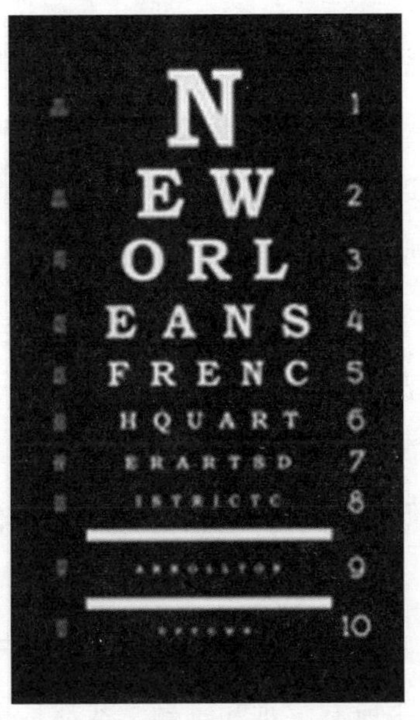

图 10.3　以城市地理名称为素材的文化视力表。

购，然后花上一笔钱，就能得到由一座城市名称以及各大主要街区名构成的视力表。

所有地名按照 Snellen 视力表的构图分散开来。大多数单词都会随着字母进入到下一行而一分为二，因此解码这些单词便成为识别自己最喜欢的地理区域
138 的乐趣之一。在这个例子中，上城区（Uptown）排在最后一行，这可能意味着这个街区最人迹罕至、最不为人所知，或者最难找到。

纯粹用于传达信息的Snellen视力表最直截了当，非常适合于表达出真诚的想法，无论是出于礼貌还是出于愤怒，视力表的设计和文字的选择实现了相辅相成。当你敦促人们支持一项事业或调整他们对社会问题的看法时，你最不想做的就是让他们解决一个难题。
139 伦敦一家商店里的一块茶巾上写着：“对于这一天可能出现的几乎所有灾难和难题，茶都是最好的解决方案。”

这不是在开玩笑。茶巾的魅力在于，它能吸引那些希望茶饮供应得体、单词拼写完整的读者，因此，英国人对茶的独特情感在图形设计上得到了尊重。

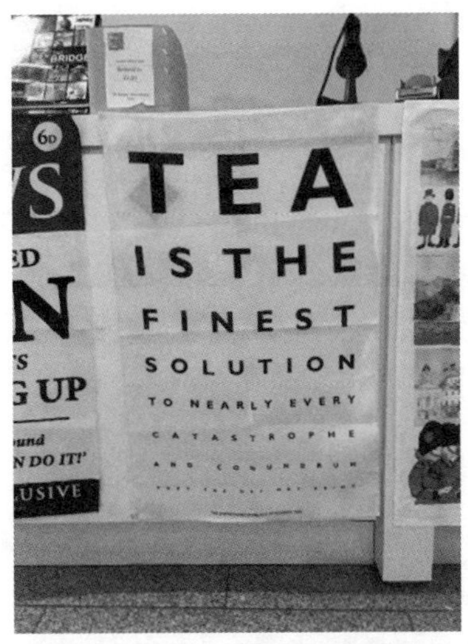

图 10.4　有史以来设计的最舒适的视力表。

纯粹用于传达信息的 Snellen 视力表也可以具有教育意义和富有同情心。经济大萧条时期（WPA-era）[66]发行了一张设计精美的海报，呼吁年轻人去检查视力，

66 WPA 是公共事业振兴署（Works Progress Administration）的缩写。（1935-1943）大萧条时期美国总统罗斯福实施新政时建立的一个政府机构，以助解决当时大规模的失业问题，是新政时期（以及美国历史上）兴办救济和公共工程的政府机构中规模最大的一个。

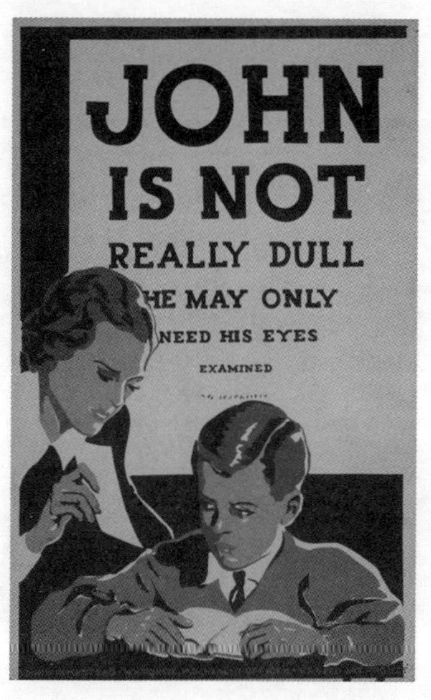

图 10.5　用于传达信息的 Snellen 视力表及其光学领悟。

海报上写道：“约翰并不是真的迟钝——他可能只需要检查眼睛。”

140　年轻人约翰并没有盯着翻开的书，而是眼神不确定地瞥着一张纸上的内容，拿着那张纸的也许就是一位怒火中烧的老师。文本是按照经过修改的 Snellen 视力表的格式编排而成。

用于传达信息的 Snellen 视力表也可以完全具有福音派特色。就像呼吁民众理解约翰（他可能只需要戴眼镜）一样，以宗教为主题的 Snellen 视力表避开了设计巧妙但又略显支离破碎的拼字法，而倾向于每一行都采用完整的单词。例如，有一张宣传福音派教义的 Snellen 视力表（Evangelical Snellen）除了开头，余下的每个单词都在金字塔形的设计中保持完整。文本如下：“耶稣会引导你和我 / 一起敬拜 / 永恒，虔诚，觉 醒（Jesus will guide you & me / Worship together / Eternity Devotion Awakening）”文本内容变得非常小，也许这就是重点所在，就好像在说，沿着这条路走下去，你就会走向正义，但这也需要付出努力。（参见：针，针眼。）

虔诚的信徒对此作出的解释是：Snellen 视力表上 141
断开的单词也自有其意义。对于同时学过法语的英语读者来说，读过前两行后有可能过一会儿才会恍然大悟——“je”（我，第一人称单数形式）后面跟着的是“sus”，是动词“savoir”（知道）的直陈式简单过去时形式，因此，令人感觉不可思议的是，前两行

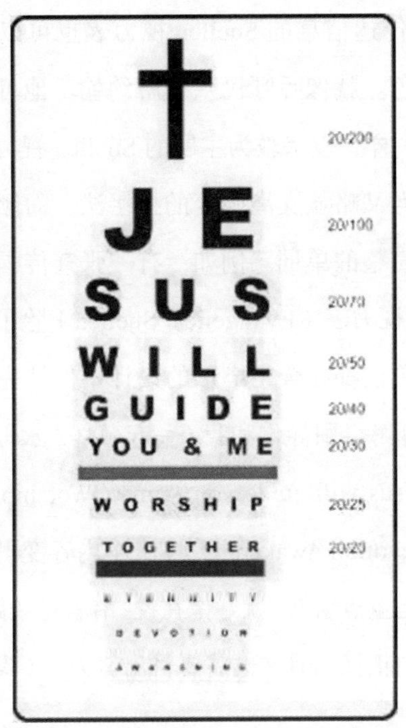

图 10.6　宣传福音派教义的 Snellen 视力表。

的意思是我早就知道。(没错,但是我早就看到了吗?)

专为醉酒之人设计的 Snellen 视力表(Drunk Snellen)就好像是兄弟会的恶作剧一般。在这张视力表跟前，旨在宣传福音派教义的视力表所做出的善举便会显得苍白无力。醉酒视力表的图形设计是专门献给酒醉之人的礼物，或者也可以反过来说；醉酒视力表与用于传达信息的 Snellen 视力表有异曲同工之处，但却没有任何吸引力可言，但前者的使用率却非常高。醉酒视力表有很多不同版本的设计，大多数都是以拼错单词或乱拼单词为前提的幽默设计，或者是在视力表底部找到一堆模模糊糊的字母。没有什么比一张故意模糊文字的视力表更能表达出“我开不了车”或“我觉得这不是我的房间”的意思了。

这类视力表的很多设计都显得非常粗陋，而余下的其他设计则显得幼稚得有点书呆子气：

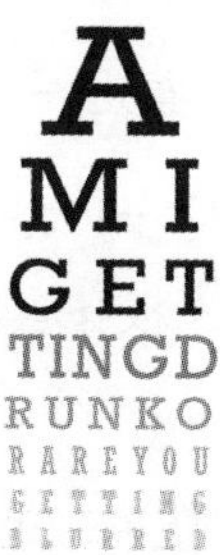

图 10.7 专为醉酒之人设计的 Snellen 视力表。

142 将“AM I DRUNK OR ARE YOU GET TING BLURRED?（是我喝醉了还是你变得模糊不清了？）”这样的醉酒视力表图案印在T恤衫上。视觉上的点睛之语落在了“模糊的（blurred）”这个词上——非但字小且模糊不清，而且还位于T恤衫的腰部位置或腰部以下位置,这可不是你想让任何人都有机会细看的地方。

与醉酒视力表相对的，可能就是具有浪漫主义色彩的Snellen视力表（Romantic Snellen）。这种视力表往往以一种略带伤感的方式，宣告自己的真挚与忠诚。“我属于我的爱人，他是我的灵魂之光。（I am my beloved and he is my xoxox.）”一张视力表上如此写道，同时这也是一个枕头的设计图案。最后一行XOXOX这几个字母非常小。还有一张具有浪漫主义色彩的Snellen视力表上写道——“有时心灵能看到肉眼看不见的东西。（Sometimes the heart sees what is invisible to the eye.）”——极好地运用了这种形式表达了自己的观点。最后那个单词“眼睛（eye）”很难看得见。

对于英语是母语的人们来说，眼睛（eye）和我（I）因为发音一模一样而成为常用的双关语，至少在莎士比亚时代就已经成为浪漫诗歌的王牌法宝。在莎士比亚的很多十四行诗里到处可见“眼睛和我”这两个单词的双关用法。尽管在莎士比亚生活的时代 Snellen 视力表尚未问世，但面对莎士比亚的诗句，我们却还是因为“眼睛和我”的诸多双关用法而感到大惑不解——“seeing（看见）”“being（存在）”“being seen（被别人看见）”——到底是如何紧密地联系在一起的。

我们就是我们所看到的。在十九世纪医学图像的临床形式与人体的混沌状态之间，在语言无组织结构的抽象概念与有时显得过于现实的人体形态之间，现代眼科检查获得了一定的发展空间。视力表和人体之间最直接的联系莫过于 Snellen 视力表的文身。

文身就是在身体上写字，将这种无组织结构的抽象概念转化为皮肤上的艺术。并非所有文身都是由文
字组成，但每个文在身体上的文字都会改变我们对文 143
字的理解。文上去的字是什么？有什么意义？文身改变了口语——几乎一问世就消失殆尽——与文身者身体之间的关系，如今文身者的身体永远保留着用墨水书写的文字。

对文身师来说，纯粹用于传达信息的 Snellen 视力表是一个具有挑战性的目标：这么多行文字，这么精确的垂直间距和水平间距，而且最后一行对清晰程度还有特别要求。令一位东村区（East Village）[67] 人士引以为傲的是他的一条胳膊上文有一张 Snellen 视力表，只不过这张视力表将原来的十一行缩减为九行。

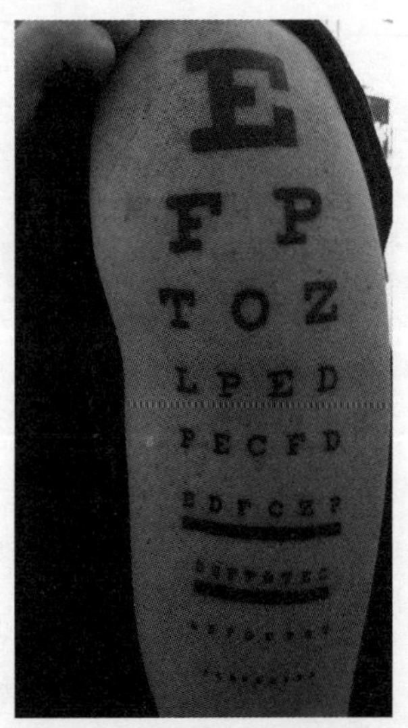

图 10.8　Snellen 视力表文身。

---

67 东村区，又称曼哈顿东村，曾经是嬉皮士出没的地区，但是由于众多音乐家、艺术家云集，因此，这片区域不仅新潮时尚，而且有着亲切的社区氛围。

如果你想要文身，而且还想要文上视力表的一部 144
分内容，那么你或许更喜欢采用某种用于传达信息的 Snellen 视力表，比如说一种信仰宣言（这与宣传福音派教义的 Snellen 视力表不太一样——这完全取决于谁将要看到文身）。当视力表与《约翰福音》（*Gospel According to John*）相遇时，Snellen 视力表的结构特色会将福音传播者的话语重新架构。在照片中这位男士的躯干上，《约翰福音》第九章第二十五节的简写版就是按照 Snellen 视力表的模式呈现出来：

ONE THING I KNOW THAT I WAS BLIND NOW I SEE（我知道从前我是瞎的，现在我看得见。）

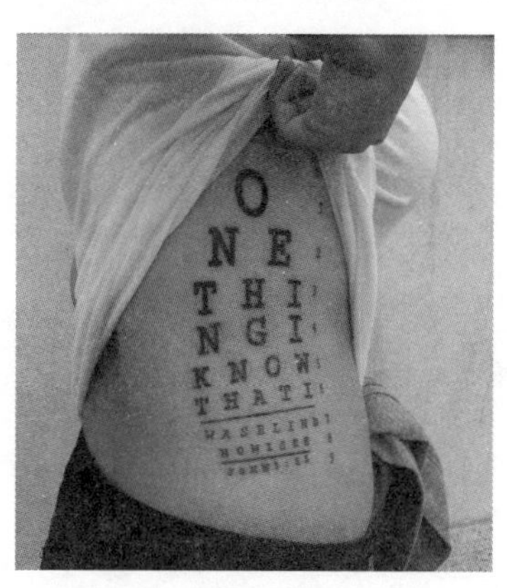

图 10.9　用 Snellen 视力表的模式将信仰文在身上。

145 如果信仰是第二种视觉存在的形式，那么这可能就是圣经对超越视觉的视觉最有力的考验。

不久前，斯内伦风格的视力表全都是手工制作。现在，互联网已经使视力表的格式向所有人开放。网上有一个免费的视力表生成器，你可以亲自动手试试。跟随着互联网上流行的字谜生成器和莎士比亚语言生成器的数字化脚步，eyechartmaker.com（视力表制作网站）允许网民采用 Snellen 视力表的格式并赋予其新的用途。任何人都可以用二十八个字母（若少于二十八个字母，该程序会用默认字母填满最后一行）生成一份视力表。因此，比如说，我以前制作了一张视力表，如下图所示：

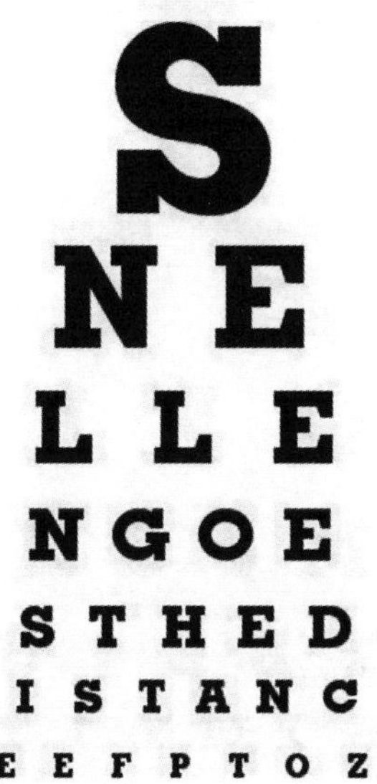

图 10.10　自己动手制作的 Snellen 视力表。

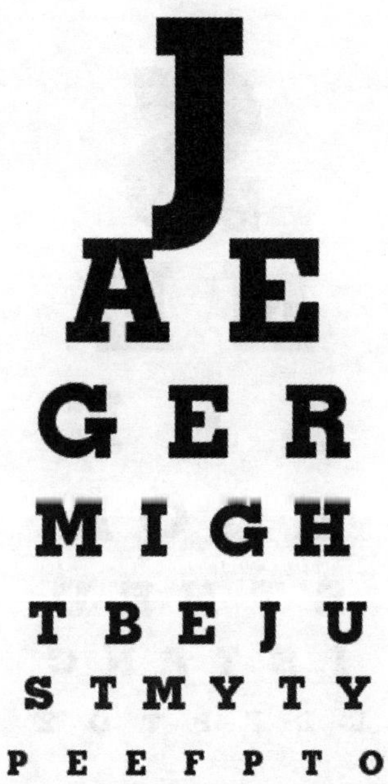

图 10.11 自己动手制作的耶格尔视力表。

我们现在都可以成为斯内伦的继承者，而我们之 146
所以能做到这一点，是因为视力表已经实现了非物质化，变成了一种组织思想的方式，并以一种对我们而言辨识性很高的方式将各种思想表达出来。Snellen 视力表一开始只是由九个有意令其不具有象征意义的字母组成，只为实现一个从简单到复杂的诊断目标，但是现在视力表的形状经过了改变、旋转以及夸张化处理等一系列变化，使视力表具备了娱乐大众、启发思想甚至令人着迷等特点——这当中需要付出多么巨大的努力啊。

最后一行

147 视力表属于世界。严格说来，视力表是一种诊断工具；但认真地说，甚至有时候略显不敬地说，它又是一种图形语法。视力检测不仅是一种可能，而且是一项权利，因为视力健康是一个全球性的问题，也是一个非常重要的问题。仅以一个援助组织——喜马拉雅白内障项目（Himalayan Cataract Project）为例。该组织致力于将光明带给“原本就不必成为盲人的那些人（这个短语的表达简明扼要）”。你可以搜索 Cure-Blindness.org（治愈盲人网站），在该网站上了解更多关于该组织工作的信息。不出所料，这个问题对可享受资源最少的人群影响最大。在非洲最大的国家苏丹，医务工作者研究“低视力（low vision）”的普遍现象。“低视力”是一个最常用的术语，用来描述视力的局限性，这种局限性无法通过常用的镜片或手术进行矫正。即便在苏丹，Snellen 视力表也有助于推动我们进一步对这一问题及其发展规模的认识。世界卫生组织支持全球为查明和打击对视力的威胁所付出的努力。在下面这张照片中，苏丹农村一户人家的外墙上挂着一张兰氏环形视力表，一名医学专业人员正在进行视力检查。

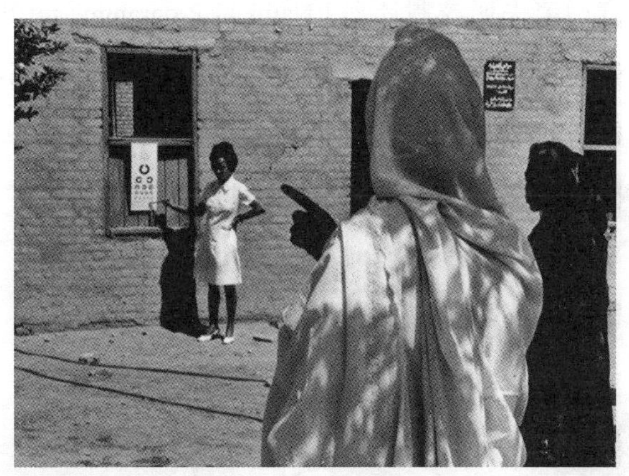

图 11.1　在苏丹农村进行的视力测试。

148 在世界各地，很多医院都已经把视力表变成了大规模的公共服务公告。2012 年，一条巨大的横幅——面积为七千平方英尺（约合六百五十平方米），号称是世界上最大的视力表——赫然出现在印度班加罗尔（Bengaluru）繁忙的班纳加塔路（Bannergatta Road）上，敦促人们检查视力。当时恰逢“世界爱眼日”，该活动由桑卡拉眼科医院（Sankara Eye Hospital）和桑卡拉视光学院（Sankara College of Optometry）联合举办。印度国家失明控制计划（National Programme for the Prevention of Blindness）已经宣布“全民视力检查（Eye

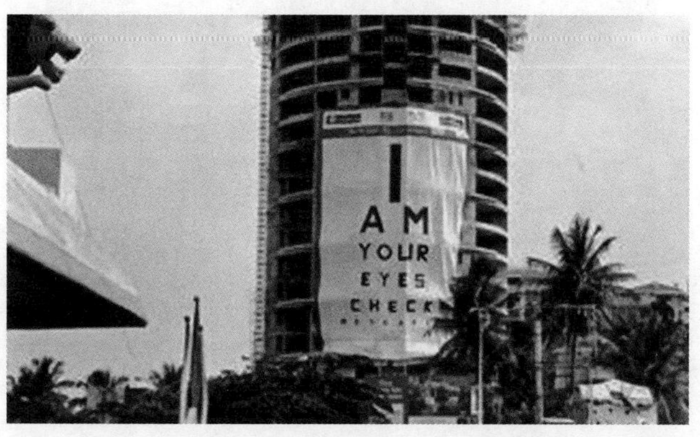

图 11.2　成为印度公共服务公告的 Snellen 视力表。

test for all）”是该年度的活动主题。

那张巨大的视力表用英文写成。最上面几个字是: 149
“I AM YOUR EYES（我是你的眼睛）”，观众一下
子就可以将这则讯息解读出来。

由水务集团（Waterworks Group）为桑卡拉医疗项目制作的另一则广告采用了一种完全不同的方法：从“印度目前使用的六十一种语言”中提取元素——印度的语言样本转化为视标，并以 Snellen 视力表的形式排列出来。我看不懂这则广告，但有多少人能看得懂呢？这张视力表有一种与巴别塔（Babel）[68] 极为类似的奇妙感觉，它将印度文化中语言的多样性和鼓励多样化人口接受视力检查的社会项目结合到了一起。

2015 年，中国吉林省一家眼科医院的侧墙上安装 150
了一张巨大的电子版国际标准视力表。郑州市一家医
院六层楼房的整面侧墙上没有窗子，于是那张与侧墙

68 根据《圣经·旧约·创世记》第十一章记载，巴别塔是当时人类联合起来兴建希望能通往天堂的高塔。为了阻止人类的计划，上帝让人类说不同的语言，使人类相互之间不能沟通，计划因此失败，人类自此各散东西。

同样大小的国际标准视力表于无声处就成为这座大楼
的脸面。Snellen 视力表后来衍生出很多不同的版本，
151 而该视力表也已经成为社会变革中一种辨识度极高的
工具。由于其功能和信息清晰明确，视力表完全可以
通过这些巨大横幅和巨幅广告发挥作用。

即便在较小的范围之内，视力表也能将其信息传达出来。挪威的特罗姆瑟是地处世界上最北部的大学城。如果你想在冬季看到北极光（Northern Lights），这座城市即便在全世界范围内也算得上是最好的选择之一。如果你沿着特罗姆瑟的大街漫步（相信你会这样做），你便可能会在展示这张海报的商店橱窗跟前停下脚步。

“Test synet ditt”的意思是“测试你的视力”。这张 Snellen 视力表有诸多妙处：挪威语写就的一句话指示你站在三米远的地方（小心——这可能会让你不得不站在马路当中了）然后再阅读上面的文字。看不清楚最后一行吗？那就请立即与验光师预约见面时间吧。在斯内伦生活的时代，美国机动车辆管理局（Department of Motor Vehicles）还没有成为视力测试

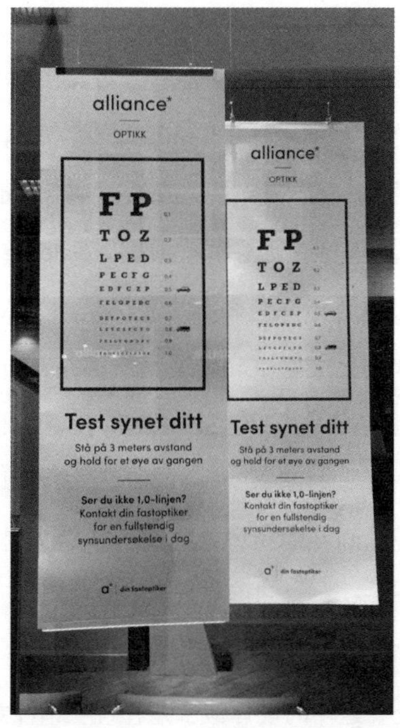

图 11.3　挪威特罗姆瑟（Tromsø, Norway）的视力检测海报。

的主要场所，不过，这张挪威视力表用几个汽车图像和再往下的几个卡车图像标明了特定的文本行。这样你就会明白知晓，只有看清楚汽车这一行才能获得机动车驾照，而要想得到卡车驾照就得看清楚卡车那一行才行。

向南行驶三千五百公里就可以到达斯洛文尼亚共和国的卢布尔雅那（Ljubljana）。不需要花费很长时间就能逛完老广场（Stari Trg，the Old Square）。在21号，你会找到士库茨画廊（Galerija Škuc）。自1978年以来，士库茨画廊一直都是一个众所周知的另类艺术和文化展览空间，展示的都是来自于国内外艺术家的作品。Škuc 是 Študentski Kulturni Center（学生文化中心）的缩写，这一缩写形式可以追溯到该组
152 织的起源。画廊的招牌很容易被误认为是家眼镜店的招牌。

士库茨画廊按照 Snellen 视力表的格式设计了自己的地址。这样的设计似乎是在说：请注意这里。

我们距离了解视力表是个什么样的物品是否更进一步了呢？视力表看似一种呆板的平面设计，但与它有关的一些东西不仅涉及医疗诊断，还涉及一些概念，如视觉记忆、医学的魔力以及自身的思考等。

最后再阐明几个定义：

视力表：时而是神谕，时而是象形文字，时而是

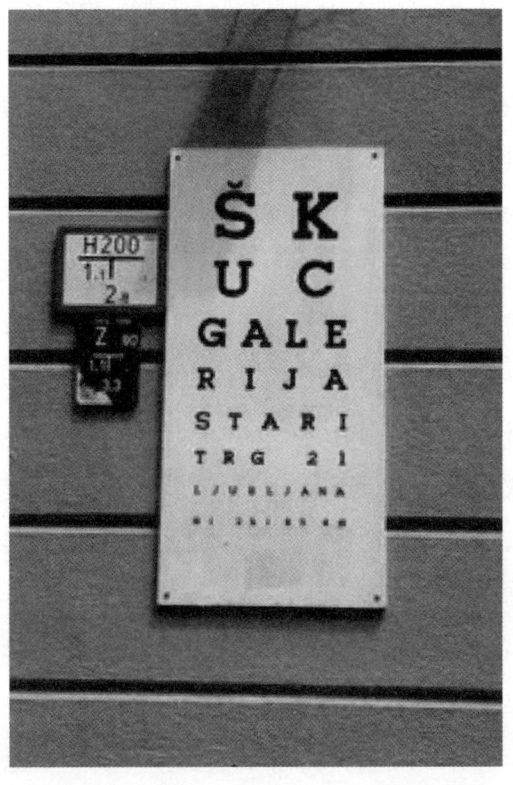

图 11.4　Snellen 视力表作为图形风格的应用。卢布尔雅那一家画廊的标牌。

诗歌，但一直却都以图片的形式呈现出来。视力表是一件普通的物品，它告诉我们，我们所认为的正常状态应该是什么样子。还有多少其他方法可以保证做到这一点呢？你的生命体征在正常的范围内，你过着中产阶级的生活，智力平平，但你还有梦想，你希望自己的梦想和别人的一般无二。但是视力表还承诺了其他一些东西：看上去是正确答案的精确性。在我的学生时代，我的法语教授解释说，我们将实行满分二十分制。他宣布，我们所能得到的最好成绩是十八分。能得十九分便是教授（le professeur）级别。（其他的分数体系将十九分打给国王，但我们教授可不是保皇派。）二十分便只有上帝（Dieu）才能拿到。能够获得满分二十分那便如同上帝一般地完美无瑕了。我怀疑当时赫尔曼·斯内伦的脑子里想的肯定也是他的法语课。

视力表：这件物品给我们上了一堂课——这堂课讲到了阅读，讲到了不同形状之间的区分，讲到了诊
153 断的入门知识，讲到了机器与人体之间的界限以及器官与应用之间的界限。

视力表：它是一件物品，一种诊断工具，但它也是一幅危机地图，一种态度，一首被人发现的诗歌，它更是一个将广告、政治和幽默综合为一体的比喻。它向我们传达了一条信息：即便我们付出了最大程度的努力，只有当上面的字母从我们的视线中消失时，我们才会最终领悟到这条信息的含义。

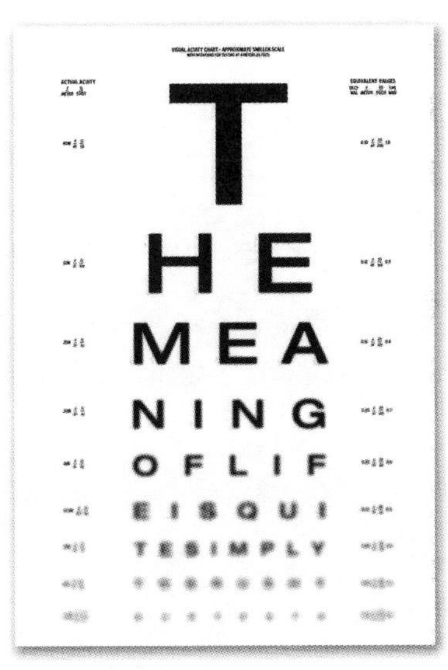

图 11.5 （这是你的答案。）

视力表：可以说是我们称之为世界的那扇窗子上悬挂的一个标志。是对我们极限的一种检验。

154 英国艺术家阿利德·刘易斯（Aled Lewis）巧妙地捕捉到了 Snellen 视力表中那难以捕捉的部分。即便图像放大了也没什么作用。你只能将就着看了。

鸣 谢

如果没有克里斯·夏贝格（Chris Schaberg）和 155
伊恩·博格斯特（Ian Bogost）的热情支持，没有布鲁姆伯利（Bloomsbury）[69]的哈里斯·纳克维（Haaris Naqvi）的编辑指导，本书就不会问世。十多年前，一个虽然存在时间短但却热情高涨的早期现代文化研究小组听说了我所做出的第一次尝试——在将达萨、斯内伦以及其他方面的文化结合到一起展开研究时，我只写了寥寥几页，随后这些材料就在电脑硬盘里束之高阁了。有机会把框架重新勾勒出来并扩充为一本书，这让我想起了开展那些与本书主题保持一致的课题研究工作是多么令人欲罢不能——这些课题通常都

69 英国伦敦中北部的居住区，因在二十世纪初期与知识界的人物，包括弗吉尼亚·沃尔夫、E.M. 福斯特及约翰·梅纳德·凯恩斯的关系而闻名于世。

已经超越了视觉领域的范畴。我尤其要感谢给我提供了珍贵资料的贝塞斯达美国国家医学图书馆，还要感谢纽约医学院图书馆以及图书馆员阿琳·沙纳（Arlene Shaner）。感谢以下机构的慷慨大方：格罗里埃俱乐部（Grolier Club）、纽约大学（New York University, NYU）的博斯特图书馆（Bobst Library）、库珀联盟图书馆（Cooper Union Library）和华盛顿特区的美国国家美术馆。在我需要拜访使用、查找资料等方面都给我提供了方便。感谢世界卫生组织和牛津大学出版社给我提供的相关照片。感谢两位慷慨无私的朋友——纽约州立大学验光学院（SUNY School of Optomctry）教授哈尔·塞奇威克（IIal Scdgwick）和我
156 在库珀联盟学院（Cooper Union）的同事、卢巴林印刷中心（Lubalin Center for Typography）馆长亚历山大·托奇洛夫斯基（Alexander Tochilovsky）——他们非常热心地审阅了我的手稿。几年前，马里奥·比亚吉奥利（Mario Biagioli）向我介绍了意大利望远镜制造学的历史。朱莉·帕克（Julie Park）向我介绍了那些十八世纪所使用的材料。拉斐尔·贝达里达（Raffaele

Bedarida）和雅克·莱兹拉（Jacques Lezra）对一些地点做过现场检查。不过，最后定稿中若任何纰漏全都是我个人的责任。感谢伊娜·萨尔茨（Ina Saltz ）和阿利德·刘易斯允许我使用他们的作品；感谢本·罗斯·戴维斯（Ben Ross Davis）允许我拍摄他手臂上的文身；感谢保罗·朗格（Paul Runge）博士和我分享了他深奥的专业知识。在此期间，他提醒我们，昙花一现有时是其他人用来形容脆弱事物的字眼，比如用来形容视力表,但事实最终证明视力表其实妙趣横生。

索 引

索引页码为原书页码，即本书页边码。

20/20《20/20》（杂志名）59
20/20 ratio　20/20标准视力（斯内伦分数）59-62

accademia 学院 41
Accademia dei Lincei 意大利猞猁之眼国家科学院 41-42
Accademia del Cimento 西芒托学院 42-44
Adams, George 乔治·亚当斯 48
　Essay on Vision《论视觉》48
Age of Discovery　地理大发现 20
Alice, let's eat (Trillin)《挚爱小食光》（特里林）130
Alice's adventures in Wonderland
　(Carroll) 爱丽丝梦游仙境（卡罗尔）123-6, 125
American Civil War 南北战争 87
annuit coeptis 天佑基业 29
anteojos 眼镜 26
antojos 眼镜 26, 39
Aristophanes 阿里斯托芬 14-15, 37
　The Clouds《云》15
Arthur Bryant's (restaurant) 亚瑟·布莱恩特的餐馆 130
Assyria 亚述 14, 16
astronomy 天文学 13-14, 21, 22, 29
As You Like It (Shakespeare)《皆大欢喜》(莎士比亚）27
Athens, Greece 雅典，希腊 14-16
Australia 澳大利亚 72
Ausria 奥地利 5,31

Babylonia 巴比伦王国 61-62
Backus, Jim 吉姆·巴克斯 100
Bacon, Francis 弗朗西斯·培根 29, 30
　Sylva Sylvarum, or a Natural History in Ten Centuries《木林集: 十个世纪的自然史》29, 30
Bacon, Roger 罗吉尔·培根 18
Bailey-Lovie chart 贝利—洛维视力表，参阅 LogMAR chart 对数视力表
Barthes, Roland 罗兰·巴特 7
　Camera Lucida《投影描绘器》7
Beethoven, Ludwig van　路德维希·凡·贝多芬 17
Bengaluru, India 班加罗尔，印度 148

Berenson, Bernard 伯纳德・贝伦森 95-96
Bethesda, Maryland 贝塞斯达，美国马里兰州 25
Bible 圣经 96, 118-119, 144, 144
Borneo 婆罗洲岛 20
Braque, Georges 乔治・布拉克 50
Britain 不列颠 138, 138-139
Army 军队 56-58
Department of Forestry 林业部 57
Indian Pilot Service 印度空军部队 57
Royal Irish Constabulary 皇家爱尔兰警队 57
Royal Navy （英国）皇家海军 57
British Museum 大英博物馆 14, 67
Burnett, D. Graham D. 格雷厄姆・伯内特 20
Busustow, Stephen 斯蒂芬・布苏斯托 100

Calvino, Italo 伊塔洛・卡尔维诺 86-87
If on a Winter's Night a Traveller《寒冬夜行人》86-87
Camera Lucida (Barthes)《投影描绘器》(巴特）7
Campani, Giuseppe 朱塞佩・卡帕尼 42-44, 51
Carroll, Lewis 刘易斯・卡罗尔 123-126, 125
Alice's adventures in Wonderland《爱丽丝梦游仙境》（刘易斯・卡罗尔）123-126, 125
Cassatt, Mary 玛丽・卡萨特 69, 70
Champollion, Jean-François 让-弗朗索瓦・商博良 66-67
Christianity 基督教 1, 16, 31
Cicero 西塞罗 46
De finibus bonorum et malorum《善与恶的终结》46
Cincinnati, Ohio 辛辛那提市，美国俄亥俄州 1-2
Clouds, The (Aristophanes)《云》（阿里斯托芬）15
Cohen, Sam 山姆・科恩 122
"Sideline Poetry" "边线诗歌" 122
Collins, Billy 比利・柯林斯 117-118, 127
"Colour-Ignorance Test" "颜色认知测试" 57
Comedy of Errors, The (Shakespeare)《错误的喜剧》（莎士比亚）37
Commedia (Dante)《神曲》（但丁）43
connoisseurship 鉴赏力 95-96
contact lens. 隐形眼镜 参阅 lens/lenscrafting 透镜 / 透镜制作工艺
contes d'Hoffmann, Les (Offenbach)《霍夫曼的故事》（奥芬巴赫）105
Conversations with Eckermann (Goethe interviews)《与艾克曼的谈话》（采访歌德）79-80
Coppélia (ballet) 葛佩莉亚（芭蕾舞剧）105
Córdoba, Spain 科尔多瓦，西班牙 25
Corman, Roger 罗杰・科曼 110-112
X: The Man with the X-Ray Eyes《电睛怪客 X》110-112
Cowper, William 威廉・古柏 35
"The Solitude of Alexander Selkirk"《亚

历山大·塞尔柯克的孤独》35
criminology 犯罪学 91-95
Culver City, California 卡尔弗城，加利福尼亚 18

Dada 达达主义 50, 122
Dante 但丁 43, 132
Commedia《神曲》43
Day the Earth Stood Still, The (Wise)《地球停转之日》（怀斯）131
Daza de Valdés, Benito 贝尼托·达萨·德巴尔德斯 25-39, 28, 32, 46, 48, 99
Uso de los antojos para todo genero de vistas《不同水平视力的眼镜使用指南》25-39, 28, 32, 99
De finibus bonorum et malorum (Cicero)《善与恶的终结》（西塞罗）46
Defoe, Daniel 丹尼尔·笛福 35
Robinson Crusoe《鲁滨逊漂流记》35
Degas, Edgar 埃德加·德加 69, 70-72, 71
Scene from the Steeplechase: The Fallen Jockey《越野障碍赛马的场景：倒下的骑师》70-72, 71
Delibes, Léo 列奥·德里勃 105
Department of Motor Vehicles 美国机动车辆管理局 151
Dick and Jane series《迪克和珍妮》系列丛书 51
Dickens, Charles 查尔斯·狄更斯 80-81, 99
Sketches by Boz《博兹札记》81
Dictionary of Psychological Medicine《心理医学词典》93
digital humanities 数字人文 85
diopter 屈光度 63-64
divine light 神圣之光 28, 29, 30
Divini, Eustachio 欧斯塔基奥·蒂维尼 42-44, 51
Dodgson, Charles Lutwidge. 查尔斯·路特维奇·道奇森 参阅 Lewis Carroll 刘易斯·卡罗尔
do-it-yourself Jaeger 自己动手制作的耶格尔视力表。146
do-it-yourself Snellen 自己动手制作的 Snellen 视力表 145, 145
Donders, Franciscus 弗朗西斯库斯·唐德斯 5, 52, 55
dream interpretation 梦的解析 96-97, 106
Drunk Snellen 专为醉酒之人设计的 Snellen 视力表 141, 141-142
Duchamp, Marcel 马塞尔·杜尚 50, 122
Fountain《泉》122
Du côté de chez Swann (Proust)《追忆似水年华：在斯万家这边》（普鲁斯特）113-114

Early Modern world 近代世界 37-39, 41
"Easter Wings" (Herbert)《复活节的翅膀》（乔治·赫伯特）119, 120, 122
ETDRS (Early Treatment Diabetic Retinopathy Study) chart ETDRS（糖尿病视网膜病早期治疗学会）对数视力表 74
Edwardian era 爱德华时代 57
Egypt 埃及 14
Egyptian style 埃及体 65-66

Egyptomania “埃及狂热症” 66
El Greco 埃尔·格列柯 70
Eliot, T. S. 托马斯·艾略特 84
England 英格兰 38, 42, 46-47, 47, 56
Royal Society 皇家学会 42
Essay on Vision (Adams)《论视觉》（亚当斯）48
Europe 欧洲 20, 41, 50, 58, 66, 78
eyechartmaker.com 视力表制作网站 145, 145, 146
eye/eyesight 视力 18
20/20 ratio 20/20 标准视力 59-62
aging 衰老 20, 25, 27, 31, 103
and art 与艺术 69-72, 71, 95-96
artificial eye 义眼 103-105
astigmatism 散光 9-10, 63, 92
blindness 失明 10, 34, 103-104, 106, 147, 148
blur 模糊 64, 65
cataract 白内障 69, 72, 99, 147
color blindness 色盲 57-58
correction 矫正 62-64
criminology 犯罪学 93-95
farsightedness 远视 9, 37, 63
floater 飞蚊症 10
focus 焦点 64
gender 性别 31, 58
and health 与健康 74
lens 镜片，透镜 99
light pollution 光污染 13
looking and seeing 看到和看见 18, 21-22, 27
macular degeneration 黄斑变性 10
nearsightedness 近视 9, 20, 33, 63, 99-101, 100
optic nerve 视神经 53
peripheral vision 周边视觉 10
presbyopia 老花眼 9
pressure 眼压 10
pseudo-isochromatism 伪等色差 58
reading 阅读 18-19, 34-35, 43-44, 48-51, 56, 77-89, 79, 80, 83, 117-123, 120, 124-127, 152
retina 视网膜 10, 21, 53, 74, 99
sharpness 视敏度 91-96, 152
social impact 社会影响 35-39
and the soul 与灵魂 46-47, 47
strength 力度 48, 63, 92
technology 技术 17-18, 21-22, 27-29, 33-36, 39, 41-44, 47-54, 49, 50, 55-64
terror 恐怖 103-110, 107
vision theory 视觉理论 27-29
visual field 视野 10, 61-63
eyeglasses 眼镜 3, 13, 18, 19-21, 26-27, 28, 33-36, 38, 39, 41, 47, 48, 57, 62-64, 91, 99

Fantastic Voyage (Fleischer)《奇异的旅程》（弗莱彻）114-115
Fish, Stanley 斯坦利·费什 126
Fleischer, Richard
Fantastic Voyage 理查德·弗莱彻，《奇异的旅程》114-115
Florence, Italy 佛罗伦萨，意大利 42-43
“Flower, The” (Herbert)《花》（赫伯特）

119-120
"Flowers for Algernon" (Keyes)《献给阿尔吉侬的花束》（凯斯）98
Folger Shakespeare Library 福尔杰莎士比亚图书馆 25
"Forsythia" (Solt)《连翘》（索尔特）121-122
Foucault, Michel 米歇尔・福柯 95
Fountain (Duchamp)《泉》杜尚 122
Francis of Assisi 阿西西的弗朗西斯 118-119
Freud, Sigmund 西格蒙德・弗洛伊德 65, 96-97, 104,106
The Interpretation of Dreams《梦的解析》96-97, 106
"The Uncanny"《怪怖者》104

Galerija Škuc 士库茨画廊 151-152, 153
Galileo 伽利略 21-22, 39, 41, 42
Sidereus Nuncius《星际信使》21
Germany 德国 31, 49-52, 74, 79-80, 87
Gilded Age 镀金时代 95
Goethe, Johann Wolfgang von 歌德 79, 79-81
Conversations with Eckermann (*interviews*)《歌德谈话录》79-80
Google Earth 谷歌地球 115
graphic design 平面设计 3, 6-7, 9, 11, 32, 32, 33, 44, 52, 53, 55-61, 64-65, 68-69, 69, 73, 73-75, 75, 82-83, 83, 132-146, 134, 136, 137, 138, 139, 140, 141, 143, 144, 145, 146, 147, 152, 153
Great Seal of the United States 美国国徽 29
Gutenberg, Johannes 约翰内斯・古腾堡 82

Hammurabi 汉谟拉比 62
Harry Potter Series (Rowling)《哈利・波特》系列（J. K. 罗琳）114
heimlich/unheimlich 熟悉的 / 陌生的 104
Heine, Heinrich 海因里希・海涅 87
Helmholtz, Hermann von 赫尔曼・冯・亥姆霍兹 52-53
Henry V (Shakespeare)《亨利五世》（莎士比亚）27
Henry VI Part 2 (Shakespeare)《亨利六世中篇》（莎士比亚）27
Herbert, George 乔治・赫伯特 119-122
"Easter Wings"《复活节的翅膀》119, 120, 122
"The Flower"《花》119-120
hieroglyph 象形字 66-67, 152
Himalayan Cataract Project 喜马拉雅白内障项目 147
Histoire de M. Vieux Bois (Töpffer)《木头先生的故事》（鲁道夫・托普佛）87
Hitchcock, Alfred 阿尔弗雷德・希区柯克 104
Vertigo《迷魂记》104
Höch, Hannah 汉娜・霍克 50
Hoffmann, E. T. A. E.T.A. 霍夫曼 103-105
The Nutcracker《胡桃夹子》103
"The Sandman"《睡魔》103-105
Homeopathic Medical Society of Ohio 俄亥俄顺势疗法医学会 1-2
Hooke, Robert 罗伯特・胡克 39

House Beautiful《美丽家居》19
hyperopia. 远视 参阅 eye/eyesight 视力；farsightedness 远视
hypodermic 皮下注射器 132

If on a Winter's night a Traveller (Calvino)《寒冬夜行人》（卡尔维诺）86-87
illuminated manuscript 泥金装饰手抄本 17, 18
Impressionism 印象派 69-70
India 印度 149
    National Programme for the Prevention of Blindness 国家失明控制计划 148-149, 149
Interpretation of Dreams, The (Freud) 《梦的解析》（弗洛伊德）96-97
invisibility 不可见性 110-115
Invisible Man, The (Wells)《隐形人》（威尔斯）106-108
Invisible Man,The(Whale)《隐形人》（怀勒）107，107
Irish Times《爱尔兰时报》117
Ishihara, Shinobu 石原忍 58
Italian Renaissance 意大利文艺复兴 95
Italy 意大利 18, 20-22, 41-44, 51, 80, 87

Jäger, Eduard 爱德华·耶格尔 5-7, 65, 77-83, 79, 80, 83, 85-86, 88
    reading card and test-type 阅读卡和视力检查表 5-7, 77-83, 79, 80, 83, 85-89, 146
Japan 日本 57-8
Jilin, China 吉林，中国 150
Johns Hopkins University Low Vision Institute 约翰霍普金斯大学低视力研究所 73
Judaism 犹太教 13

Kafka, Franz 弗朗茨·卡夫卡 103
Kansas City, Missouri 堪萨斯城，美国密苏里州 130
Keaton, Buster 巴斯特·基顿 99
Kepler, Johannes 约翰尼斯·开普勒 21
Keyes, Daniel 丹尼尔·凯斯 98
    "Flowers for Algernon" (Keyes)《献给阿尔吉侬的花束》98
Kircher, Athanasius 阿塔纳斯·珂雪 66
klecksography 墨迹联想图 97-98
Küchler, Heinrich 海因里希·屈希勒尔 49, 49-52, 50, 55

Laennec, René 何内·雷奈克 53
Landolt, Edmond 爱德蒙·兰多 68-70, 69
    Landolt C chart 兰氏环形视力表（C 视力表）68-69
Latin language 拉丁文 44-45, 87
Leeuwenhoek, Antonie van 安东尼·范·列文虎克 22
LensCrafters 亮视点 16-17
lens/lenscrafting 透镜 / 透镜制作工艺 14-17, 19-20, 22, 25, 27-37, 39, 41-44, 47-48, 55, 92
Lewis, Aled 阿利德·刘易斯 154
Lisbon, Portugal 里斯本，葡萄牙 26
literacy 识字 8, 16, 20-21
Lithuania 立陶宛 95

Little Treasures 小宝贝 133
Ljubljana, Slovenia 卢布尔雅那，斯洛文尼亚 151-152, 153
L. L. Bean 里昂比恩（美国户外品牌） 32
LogMAR chart LogMAR 对数视力表 72-73, 73, 74
Lombroso, Cesare 切萨雷·龙勃罗梭 92-96
L'uomo delinquente《犯罪人论》92-95
London, England 伦敦，英格兰 67
London College of Optometrists 伦敦视光师学院 18
Lord of the Rings, The (Tolkien)《指环王》（托尔金）114
lorem ipsum 乱数假文 45-46
Lucas, George 乔治·卢卡斯 131-132
Star Wars《星球大战》131-132
L'uomo deliquente (Lombroso)《犯罪人论》（龙勃罗梭）92-95

McClintock, Richard 理查德·麦克林托克 46
Madrid, Spain 马德里，西班牙 25, 26
Magellan, Ferdinand 费迪南德·麦哲伦 20
Magic Schoolbus (series)《神奇校车》（系列书）115
magnification 放大 13-16, 18, 26, 39
Marmor, Michael 迈克尔·马默 70-72
Masonic eye 全知之眼 29
Mayerle, George 乔治·迈耶尔 74
Mayerle eye chart 迈耶尔视力表 74, 75
Metternich, Klemens von 克莱门斯·冯·梅特涅 77
Metz, Christian 克里斯蒂安·麦茨 114
Meulders, Michel 米歇尔·穆尔德斯
microscope 显微镜 18, 22, 39, 42, 115
mie prigioni, Le (Pellico)《我的狱中生活》（西尔维奥·佩利科）87
Milland, Ray 雷·米兰德 110, 111
Milton, John 约翰·弥尔顿 21-22, 126
Paradise Lost《失乐园》22, 126
miniature/micro miniature 微型模型 17, 18
modernism 现代主义 13, 17, 39, 50, 65, 114, 122, 123
Monet, Claude 克劳德·莫奈 69, 70
Morelli, Giovanni 乔瓦尼·莫雷利 95
Morgenthal Frederics 摩根索·弗雷德里克斯（眼镜品牌）34
Motley, John Lothrop 约翰·洛斯洛普·莫特利 88
Mr. Magoo 马古先生 99-101, 100, 110
Mr. Magoo's Christmas Carol (TV special)《马古先生的圣诞颂歌》（电视特别节目）99
Museum of Jurassic Technology 侏罗纪科技博物馆 18
myopia 近视 参阅 eye/eyesight; nearsightedness 视力；近视

nanorobotics 纳米机器人 114-115
National Gallery of Art, Washington D. C. 美国国家美术馆（华盛顿）70
National Library of Medicine 美国国家医学图书馆 25

National Vision Research Institute of Australia 澳大利亚国家视觉研究所 72

LogMAR chart LogMAR 对数视力表 72-74, 73

Nederlandsch Gasthuis voor Ooglijders 荷兰眼科医院 5

Netherlands 荷兰 2, 5, 31, 41, 87, 88

New Orleans, Louisiana 新奥尔良，美国路易斯安那州 1, 137

Newton, Isaac 艾萨克·牛顿 39, 41

New York Academy of Medicine Library 纽约医学院图书馆 78

New York City 纽约市 34, 81

New Yorker《纽约客》122

Nimrud Lens 尼姆鲁德透镜 14

Norway 挪威 14, 151

Nuremberg Chronicle (Schedel)《纽伦堡纪事》（哈特曼·舍德尔）20

Nutcracker, The (Hoffmann)《胡桃夹子》（E.T.A. 霍夫曼）103

Offenbach, Jacques 雅克·奥芬巴赫 105

Les contes d'Hoffmann《霍夫曼的故事》105

Old Masters 早期绘画大师的作品 19，95

ophthalmology 眼科学 4-6, 24-25, 39, 52, 55-64, 69, 70, 99, 119, 132

ophthalmoscope 检眼镜 52-53

opkomst en bloei der Vereenigde Nederlanden, De (Styl)《荷兰的崛起与辉煌》（斯泰尔）87

optician 验光配镜师 6, 16, 34, 42, 48

optometer 视力检查仪 23-24, 24

optometry 视光学 6, 17, 21, 25, 34, 47-48, 53, 110, 131, 151

optotype 视标 65-66, 78, 135, 149

Orientalism 东方主义 66

Oscar award 奥斯卡奖 100

Oulipo group “乌力波”（潜在文学工场）86

Oxford English Dictionary《牛津英语词典》2, 7

Oxford University Press 牛津大学出版社 124

Paradise Lost (Milton)《失乐园》(约翰·弥尔顿）23, 126

Parker, Dorothy 多萝西·帕克 60

Paul, Jean 让·保罗 79

Pellico, Silvio 西尔维奥·佩利科 87

Le mie prigioni《我的狱中生活》87

Perec, Georges 乔治·佩雷克 86

A Void《消失》86

Petrarch 彼特拉克 43

Philip IV, King of Spain 腓力四世，西班牙国王 38

photography 摄影 7, 99

Picasso, Pablo 巴勃罗·毕加索 50

Picture It on Canvas 画遍天下 137

Plato 柏拉图 37, 114

Symposium《会饮篇》37

Plautus 普劳图斯 37

poetry 诗歌 22, 43-44, 117-123, 120, 127, 153

Pope, Alexander 亚历山大·蒲柏 120-121
Powell, Michael 迈克尔·鲍威尔 105-106
The Tales of Hoffmann《曲终梦回》105-106
Pressburger, Emeric 埃默里克·普雷斯伯格 105-106
The Tales of Hoffmann《曲终梦回》105-106
Proust, Marcel 马塞尔·普鲁斯特 113-114
A la recherche du temps perdu《追忆似水年华》113
Du côté de chez Swann《追忆似水年华:在斯万家这边》113-114
Psychodiagnostik (Rorschach)《心理诊断》(罗夏)97
psychological testing 心理测验 96-99
pubilishing 出版 44-46
lorem ipsum 乱数假文 45-46
Pulte Medical College, Cincinnati 普尔特医学院,辛辛那提 1

Rains, Claude 克劳德·雷恩斯 107, 107
reading 阅读 7, 20, 77-89, 79, 80, 83, 117-127, 120, 152
reading card 阅读卡 5-6, 7, 77-83, 79, 80, 83, 85-86
reading stone 辅助阅读用途的水晶石 14, 17, 18, 27
recherche du temps perdu, A la (Proust)《追忆似水年华》113
Reformation 宗教改革 20
Renaissance 文艺复兴 18-19
Rennie, Michael 迈克尔·伦尼 131
Restoration Hardware 雷斯托奥里欣五金公司(美国家具品牌)133, 134
Richards, I. A. I. A. 理查兹 84
Rickles, Don 唐·里克斯 111
Ring der Nibelungen, Der (Wagner)《尼伯龙根的指环》(瓦格纳)114
Risorgimento 意大利复兴运动 87
Rizzuto, Phil 菲尔·里祖托 122
Robert Marc 罗伯特·马克 34
Robinson Crusoe (Defoe)《鲁滨孙漂流记》(丹尼尔·笛福)35
Rome, Italy 罗马,意大利 14, 16, 26, 42-43
Röntgen, Wilhelm 威廉·伦琴 106, 108
Rorschach, Hermann 赫尔曼·罗夏 97-98
Psychodiagnostik《心理诊断法》97
Rorschach test 罗夏墨迹测验 97-99
Rorschach: The Inkblot Party Game 罗夏:墨迹派对游戏 98
Rosetta Stone 罗塞塔石碑 66-67
Rowling J. K. J. K. 罗琳 114
Harry Potter Series《哈利·波特》系列 114

Saint Ambrose; Saint Jerome 圣安波罗修;圣杰罗姆 19
"Sandman, The" (Hoffmann)《睡魔》(E.T.A. 霍夫曼)103-105
San Francisco, California 旧金山,美国加利福尼亚州 74
Sankara College of Optometry, India 桑卡拉视光学院,印度 148

Sankara Eye Hospital, India 桑卡拉眼科医院，印度 148
Saturday Evening Post《星期六晚邮报》130
Scene from the Steeplechase: The fallen Jockey (Degas)《越野障碍赛马的场景：倒下的骑师》（德加）70-72, 71
Schedel, Hartmann 哈特曼·舍德尔 20
Nuremberg Chronicle《纽伦堡纪事》20
Schiller, Friedrich 弗里德里希· 席勒 79, 80, 80, 81
Schrift-scalen《视力表》. 参阅 test-type 视力表
Scientific Revolution 科学革命 29
screen performance 银幕表演 129, 131-2
self-regulating individual 自我调节的个体 39
Seneca 塞涅卡 16
Seville, Spain 塞维利亚，西班牙 25, 26
Shakespeare, William 威廉·莎士比亚 17, 25, 27, 37, 118, 142
As You Like It《皆大欢喜》27
The Comedy of Errors《错误的喜剧》37
Henry V《亨利五世》27
Henry VI Part 2《亨利六世中篇》27
The Winter's Tale《冬天的故事》27
Sharper Image 尖端印象零售公司 91
Shearer, Moira 莫伊拉·希勒 105
"Sideline Poetry" (Cohen) "边线诗歌"（科恩）122
Sidereus Nuncius (Galileo)《星际信使》（伽利略）21
Silverman, Kaja 卡亚·西尔弗曼 9
Simon, Neil 尼尔·西蒙 37
Sketches by Boz (Dickens)《博兹札记》（狄更斯）81
Sloan, Louise 路易丝·斯隆，73
Sloan (typeface) 斯隆字体 73
Snellen, Herman 赫尔曼·斯内伦 2, 4-6, 7, 11, 11, 32, 44, 52, 55-61, 64-69, 81-82, 85, 129, 152
Egyptian Paragon 埃及字体 65-66, 67
Snellen chart Snellen 视力表 2-5, 7-11, 11, 20, 32, 41, 44, 48, 50, 52-61, 64-68, 72, 73, 75, 83, 85-86, 91-92, 93-95, 99, 109, 111, 117-118, 122-123, 126-127, 129-130, 129-146, 134, 136, 137, 138, 139, 140, 141, 143, 144, 145, 147-154, 148, 149, 150, 153, 154
Snellen fraction (20/20 ratio) 斯内伦小数（20/20 标准视力）59-62
Snellenization 斯内伦化 132-135
Snellen meme 斯内伦的文化基因
Drunk Snellen 专为醉酒之人设计的 Snellen 视力表 141, 141-142
Evangelical Snellen 宣传福音派教义的 Snellen 视力表 140, 140-141, 144, 144-145
Message Snellen 用于传达信息的 Snellen 视力表 136-146, 137, 138, 139, 140, 141, 143, 144, 145, 146, 154
Pi Snellen 由圆周率 π 组成的 Snellen 视力表 135-136, 136
Romantic Snellen 具有浪漫主义色彩的

Snellen 视力表 142
Tattoo Snellen 文身版 Snellen 视力表 142-144, 143, 144
Sokrates 苏格拉底 15
"Solitude of Alexander Selkirk, The" (Cowper)《亚历山大·塞尔柯克的孤独》(古柏) 35
Solt, Mary Ellen 玛丽·艾伦·索尔特 121
"Forsythia" 《连翘》121-122
Sorbonne, Paris 索邦大学，巴黎 68
Spain 西班牙 31, 33-34, 38
Spanish Inquisition 西班牙宗教裁判所 25
Spectacles. 眼镜 参阅 eyeglasses 眼镜
Spicy Mystery Stories (pulp series)《辣妹秘闻》(系列低俗小说) 112
Starbucks 星巴克(美国连锁咖啡公司) 133
Star Wars (Lucas)《星球大战》(卢卡斯) 131-132
Sterne, Laurence 劳伦斯·斯特恩 124
Tristram Shandy《项狄传》124
stethoscope 听诊器 53, 132
Stevens, Wallace 华莱士·史蒂文斯 117
Strepsiades 斯瑞西阿得斯 15
Styl, Simon 西蒙·斯泰尔 87
De opkomst en bloei der Vereenigde Nederlanden《荷兰的崛起与辉煌》
Sudan, Africa 苏丹，非洲 147, 148
Superman 超人(美国 DC 漫画旗下超级英雄) 109, 109-112
Sylva Sylvarum, or a Natural History in Ten Centuries (Bacon)《木林集：十个世纪的自然史》(培根) 29, 30
Symposium (Plato)《会饮篇》(柏拉图) 37

Tacitus 塔西佗 87
Tales of Hoffmann, The (Powell, Pressburger)《曲终梦回》(普雷斯伯格·鲍威尔) 105-106
telescope 望远镜 8, 21, 22, 39, 41-44
test-type 视力表 77-83, 79, 80, 83, 85-89
thermometer 温度计 132
Töpffer, Rodolphe 鲁道夫·托普佛 87
Histoire de M. Vieux Bois《木头先生的故事》87
Tokyo, Japan 东京，日本 34, 58
Tolkien, J. R. R. J. R. R. 托尔金 114
The Lord of the Rings《指环王》114
Tommaso da Modena 托马索·达·莫代纳 18
Treviso, Italy 特雷维索，意大利 18
Trillin, Calvin 卡尔文·特里林 130
Alice, Let's Eat《挚爱小食光》130
Tristram Shandy (Sterne)《项狄传》(斯特恩) 124
Tromsø, Norway 特罗姆瑟，挪威 150, 151
Tudor Dynasty 都铎王朝 38
Tumbling E Chart 国际标准视力表 68
typography 排印样式 11, 44-46, 49, 50, 64-75, 67, 69, 73, 75, 77-83, 79, 80, 83, 121-127, 125, 145
Egyptian Paragon 埃及字体 65-66, 67
Fraktur 德文尖角体(字体) 49, 50,

50, 74, 75
Landolt C 兰氏环视力表 68-69, 69

“Uncanny, The” (Freud) 《怪怖者》（弗洛伊德）104
United States 美国
National Institutes of Health 美国国立卫生研究院 58
poet laureate 美国桂冠诗人 117
WPA 公共事业振兴署（Works Progress Administration）139, 139-140
UPA 美国联合制作公司（United Productions of America，动画工作室）99 参阅 Mr. Magoo “马古先生”
Uso de los antojos para todo genero de vistas (Daza de Valdés) 《不同水平视力的眼镜使用指南》（达萨·德巴尔德斯）25-39, 28, 32, 99
Utrecht, Netherlands 乌得勒支，荷兰 2, 4-5, 55

Vanity Fair 《名利场》129
Varner, Helen ，海伦·瓦尔纳 1-2
Venice, Italy 威尼斯，意大利 25
Vertigo (Hitchcock) 《迷魂记》（希区柯克）104
Victorian era 维多利亚时代 56, 126
Vienna, Austria 维也纳，奥地利 78, 96, 97
vision 视力 参阅 eye/eyesight 视力
vision statement 前景宣言 59
visual categorization 视觉分类 91-96
visual testing 视力测试
as cartoon 漫画 130-132
eugenics 优生学 92-95
global health and social change 全球健康和社会变化 147-152, 148, 149, 150
graphic design 平面设计 3, 6-7, 9, 11, 32, 32, 33, 44, 52, 53, 55-61, 64-65, 68-69, 69, 73, 73-75, 75, 82-83, 83, 132-146, 134, 136, 137, 138, 139, 140, 141, 143, 144, 145, 146, 147, 152, 153
history 历史 27-37, 38, 48-64, 49, 50, 68-69, 74-75, 87-89, 92-98, 106
literacy 识字 56
logarithm 对数 72
Magnification 放大 64
mathematics 数学 60-62
measurement 测量 4, 8, 10,13-14, 22, 38, 55, 63, 91-92
memory and repetition 记忆与重复 51-53, 55
merchandising 商品推销 132-135, 134, 153
military objective 军事目标 56-57
object as 作为目标 118-119
photography 摄影 92-95
popular culture 流行文化 131-135, 134, 142-146, 143, 144
prescription 处方 62-64
reading card 阅读卡 5-7, 77-83, 79, 80, 83, 85-86
Snellen chart Snellen 视力表 2-5, 7-11, 11, 20, 32, 41, 44, 48, 50, 52-61, 64-67, 72, 73, 75, 83, 85-86, 91-92, 93-95, 99, 109, 111,

117-118, 122-123, 126-127, 129-130, 147-154, 148, 149, 150, 153, 154
standardization 标准化 5-7, 55
technology 技术 8, 11, 15, 16-17, 23, 24, 31-32, 34, 39, 48-64, 49, 50, 70-75, 73, 75, 77-86, 79, 80, 83, 112-113
test-type 视力表 77-83, 79, 80, 83, 85-89
text as 文本 117-123, 120, 125, 126-127, 132
tonometry 眼压测量法 10
visual field test 视觉测试 10, 61-62
x-ray X 光 113-114
Void, A (Perec)《消失》（佩雷克）86

Wagner, Richard 理查德・瓦格纳 17, 114
Der Ring der Nibelungen《尼伯龙根的指环》114
Walt Disney Company 华特迪士尼公司 99
Watchmen (graphic novel series)《守望者》（图像小说系列）98
Waterworks 水务集团 149
Welch, Raquel 拉奎尔・韦尔奇 115
Wells, H. G. H. G. 威尔斯 106-108
The Invisible Man《隐形人》106-108
Whale, James 詹姆斯・怀勒
The Invisible Man (film)《隐形人》（电影）107, 107
Wieland, Christoph Martin 克里斯多夫・马丁・维兰德 79
Winter's Tale, The (Shakespeare)《冬天的故事》（莎士比亚）27
Wise, Robert 罗伯特・怀斯
The Day the Earth Stood Still《地球停转之日》（怀斯）131
Wolcott, James 詹姆斯・沃尔科特 129
Wood, Ed 艾德・伍德 129
World Health Organization 世界卫生组织 147
World Sight Day 世界爱眼日 148
World War Ⅰ 第一次世界大战 57-58
World War Ⅱ 第二次世界大战 109

X: The Man with the X-Ray Eyes (Corman)《电睛怪客 X》（科曼）110-112
x-ray X 光 106, 108-115, 132

Zhengzhou City, China 郑州，中国 150

图书在版编目（CIP）数据

视力表：文化与艺术的另类阅读 /（美）威廉・杰尔马诺著；刘畅译．
—上海：上海教育出版社，2019.11
ISBN 978-7-5444-9275-1

Ⅰ．①视… Ⅱ．①威… ②刘… Ⅲ．①眼科检查－视力试验－图表
Ⅳ．① R770.42-64

中国版本图书馆 CIP 数据核字 (2019) 第 235625 号

著作权合同登记图字：09-2019-1111

  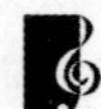

责任编辑　庄晓明
特约编辑　刘凤至
封面设计　范志芳

视力表

［美］威廉・杰尔马诺　著

出版发行　上海教育出版社有限公司
官　　网　www.seph.com.cn
地　　址　上海市永福路 123 号
邮　　编　200031
印　　刷　上海盛通时代印刷有限公司
开　　本　787mm*1092mm　1/32　印张 7.5
字　　数　100 千字
版　　次　2020 年 1 月第 1 版
印　　次　2020 年 1 月第 1 次印刷
书　　号　ISBN 978-7-5444-9275-1/C.0024
定　　价　38.00 元

如发现质量问题，读者可向本社调换　电话：021-64377165